死にゆく子どもを救え

途上国医療現場の日記

吉岡秀人
Hideto Yoshioka

冨山房
インターナショナル

ミャンマーの人々の暮らし

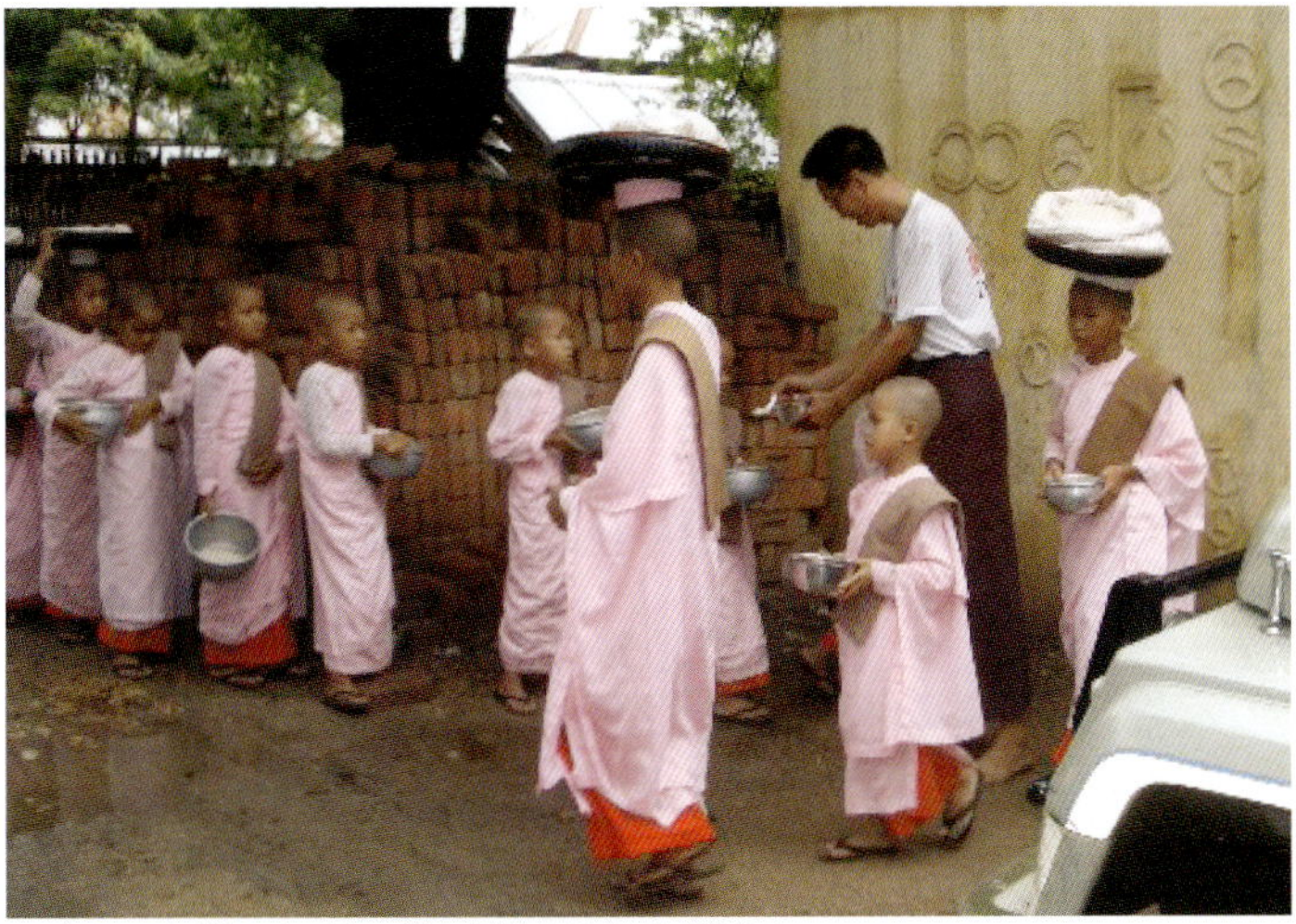

サガインは尼僧の多い町。朝の托鉢を受ける尼僧たち

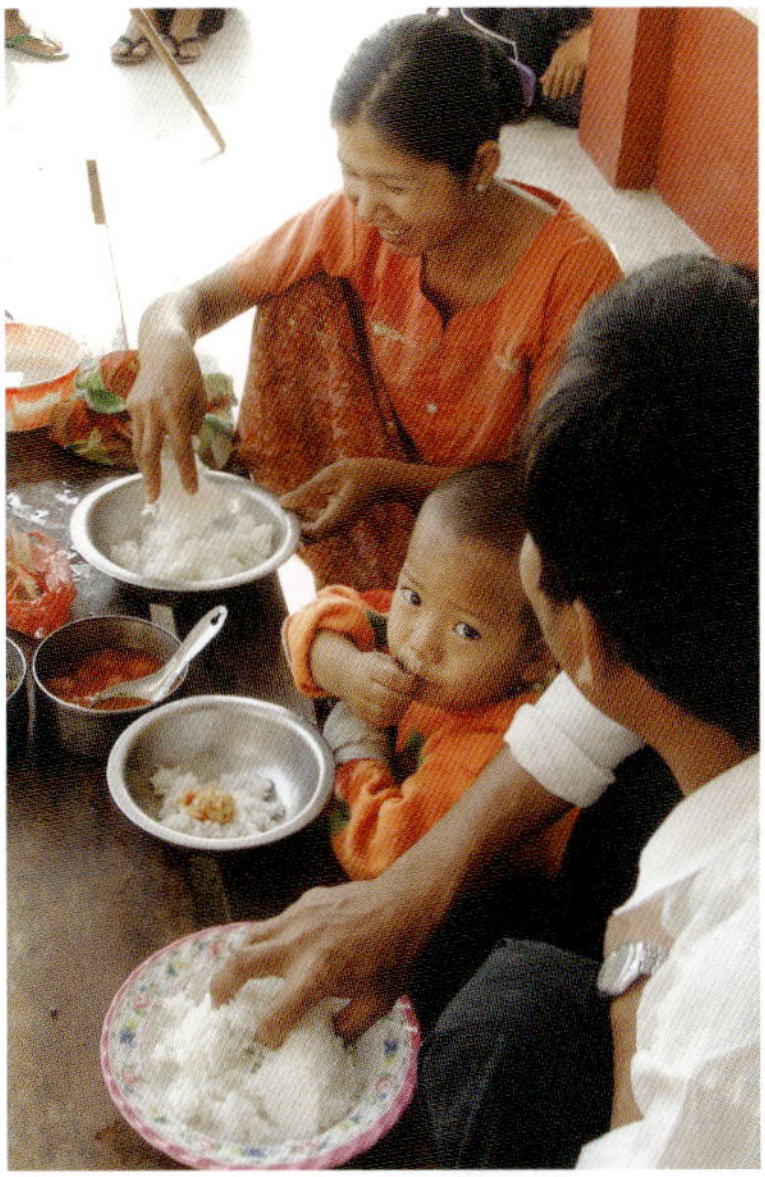

家族３人で食事。手で直接ご飯を食べる

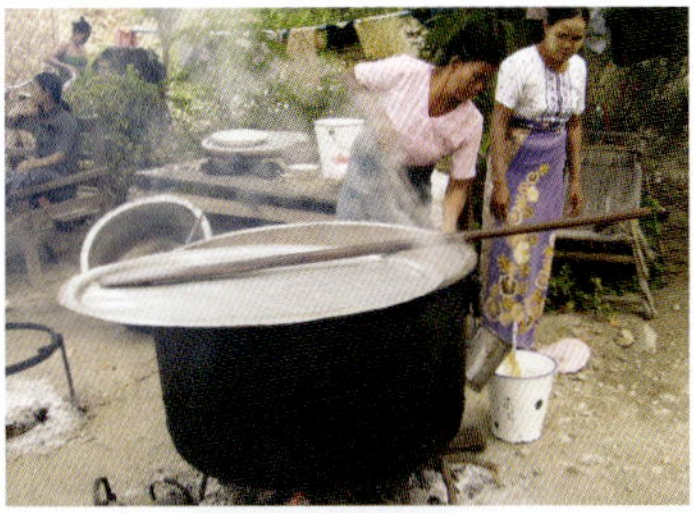

大きな窯で煮炊きする女性たち

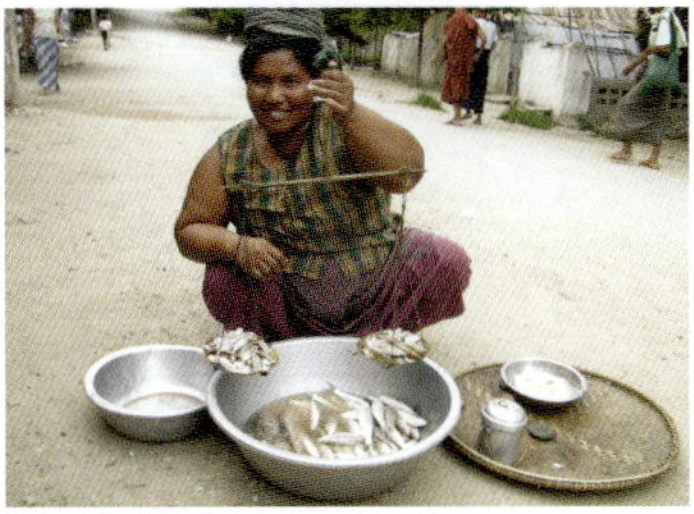

魚売りの女性

ワッチェの風景

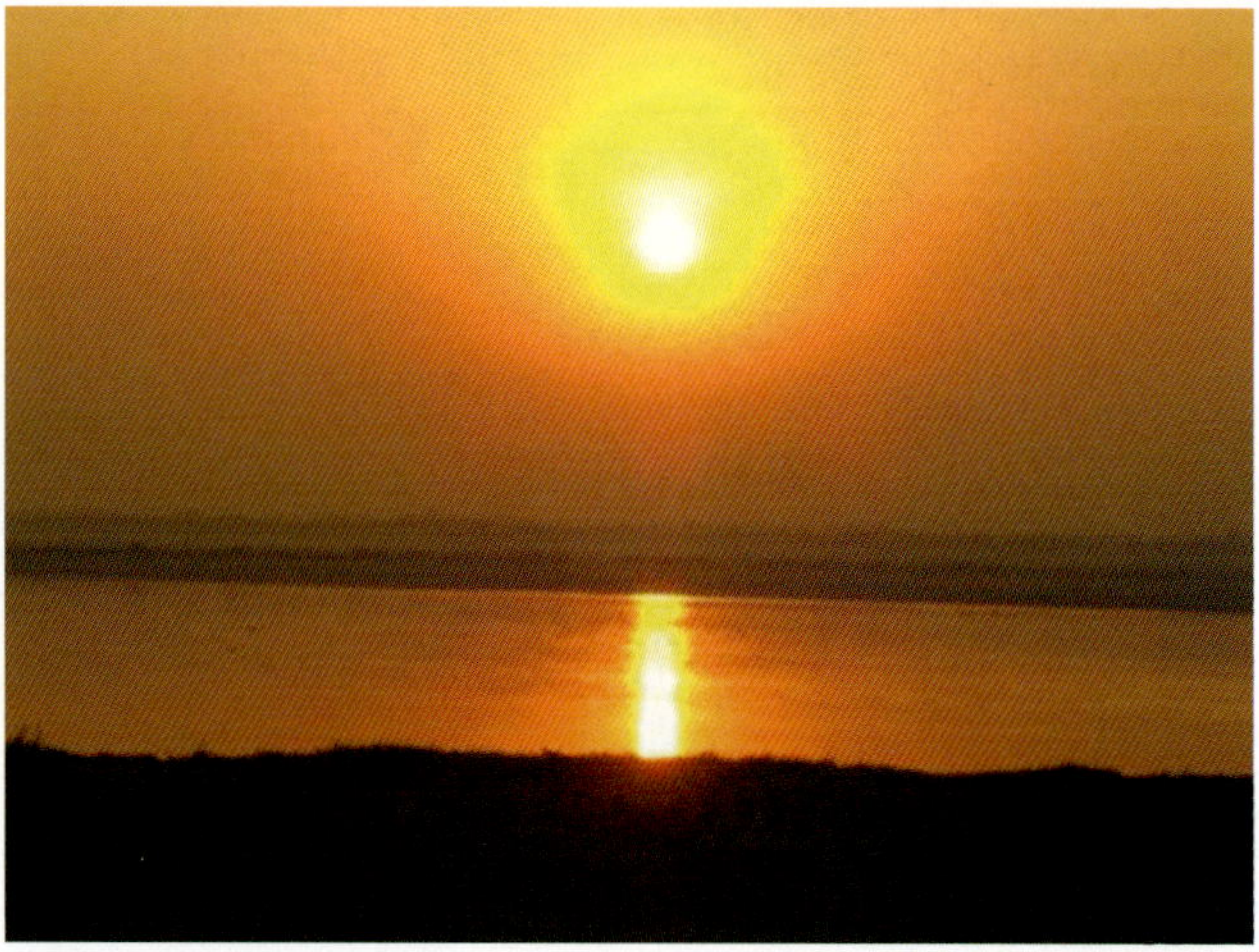

ワッチェはとりわけ夕日が美しい

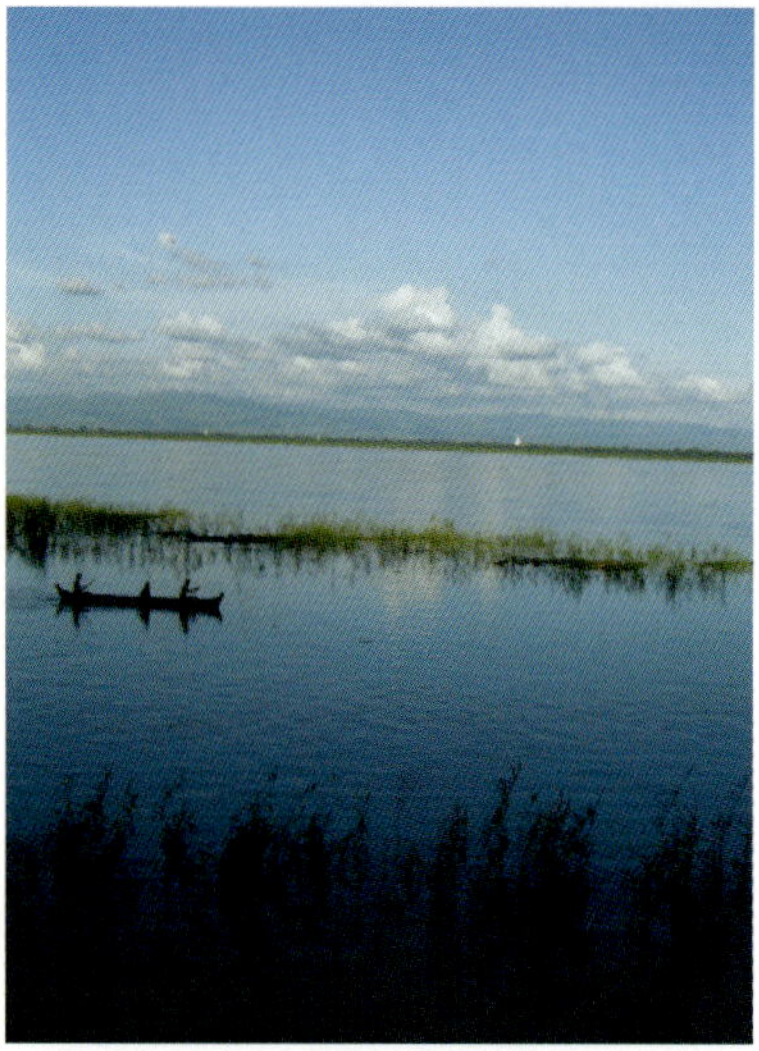

イラワジ川

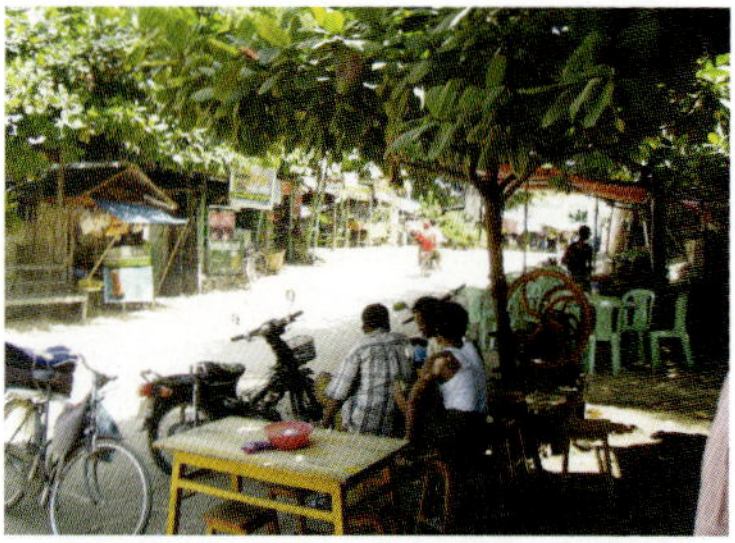

緑の下で憩う人々

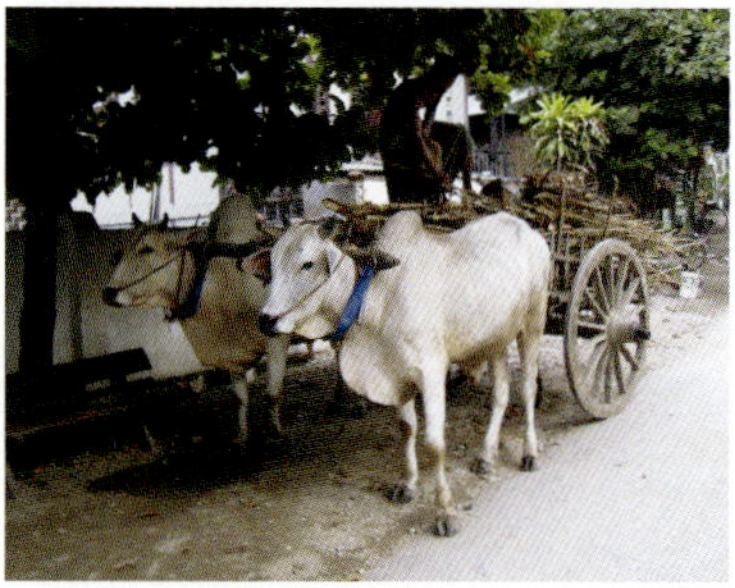

荷馬車

患者と家族

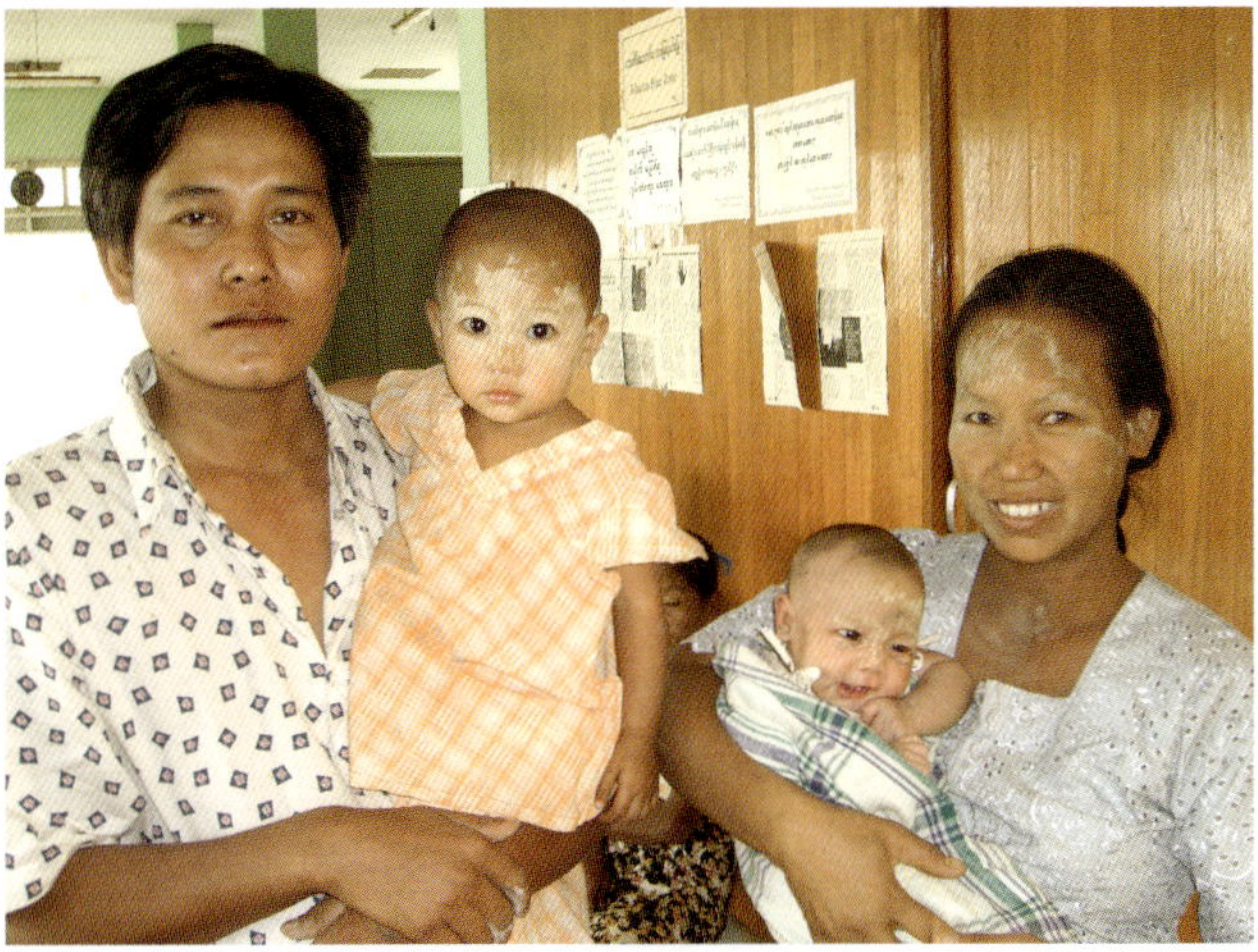

子どもたちとその家族。退院の時

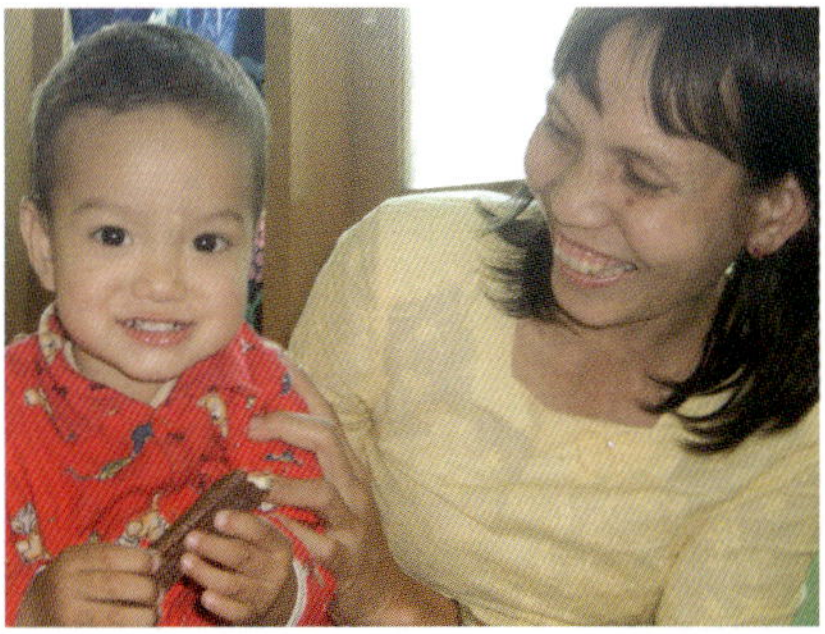

鼠径ヘルニア治療中の男の子と母親。
チョコレートが大好き

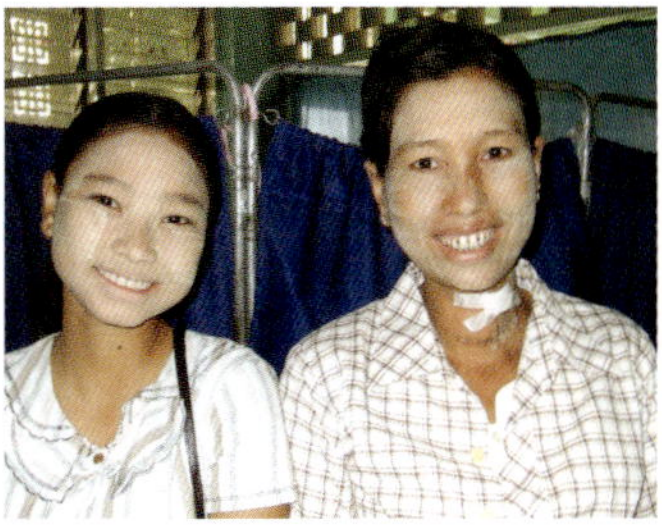

甲状腺手術後の患者と家族

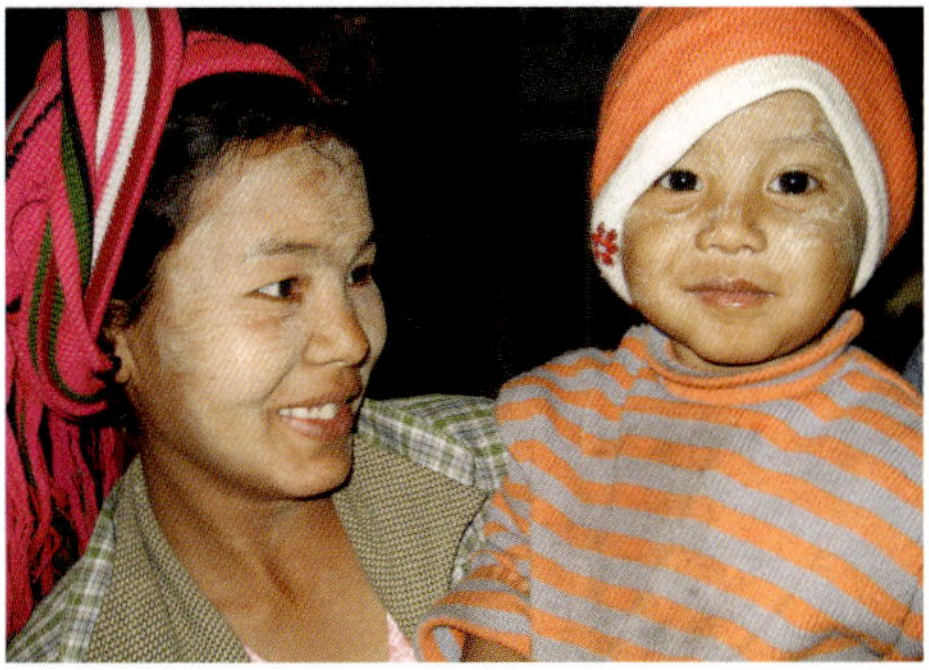

子どもと母親。冬期は寒い

＊患者や家族が顔に白く塗っているのは、樹液の「タナカ」。木をこすって作る。日焼け止めと女性には化粧も兼ねる

1996年ごろの活動のようす

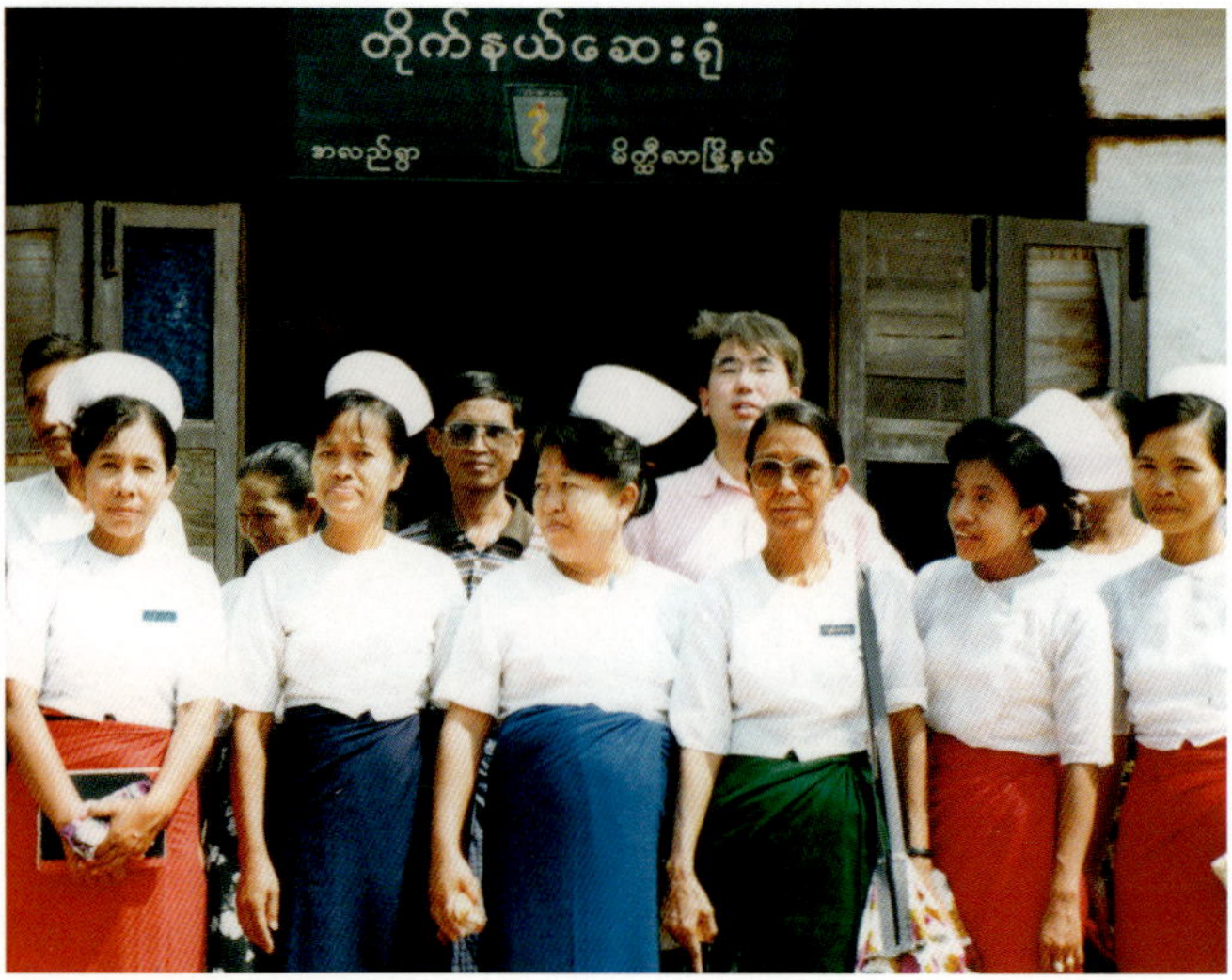

村の診療所で現地の看護師たちと

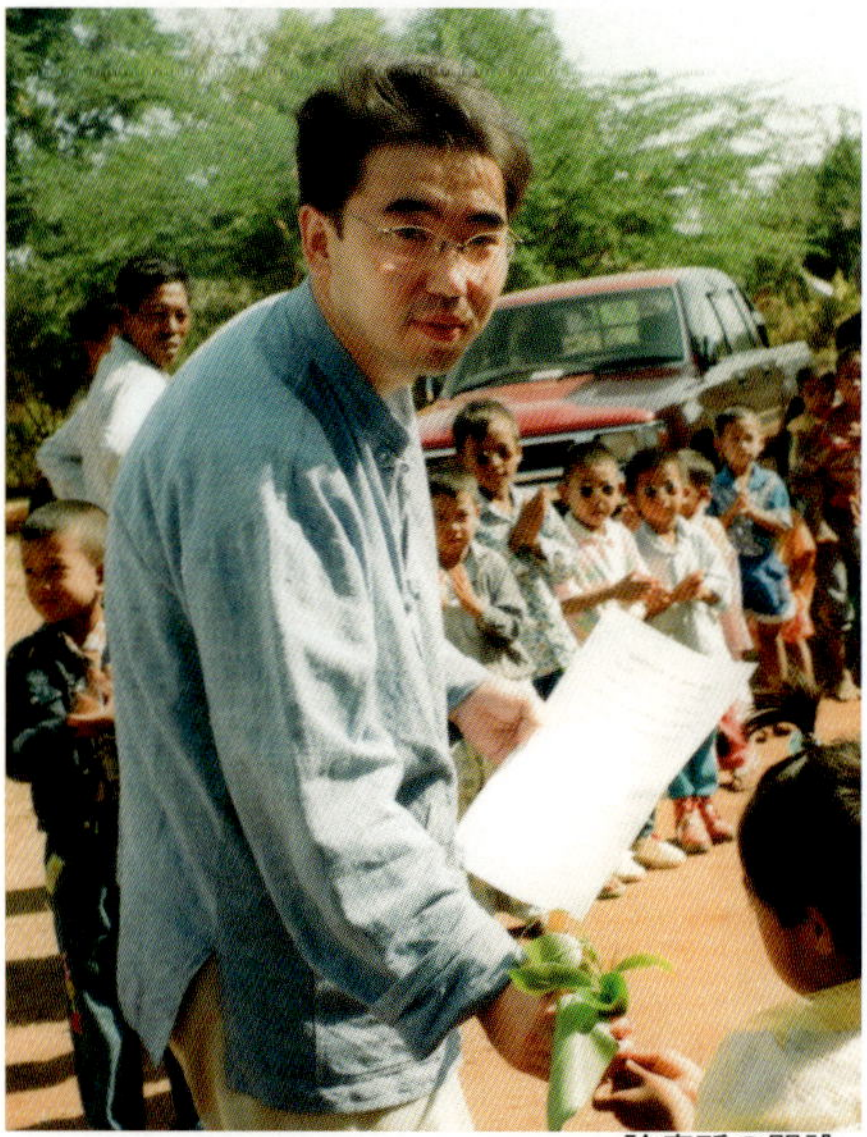

診療所の開設。
子どもたちの歓迎を受ける著者

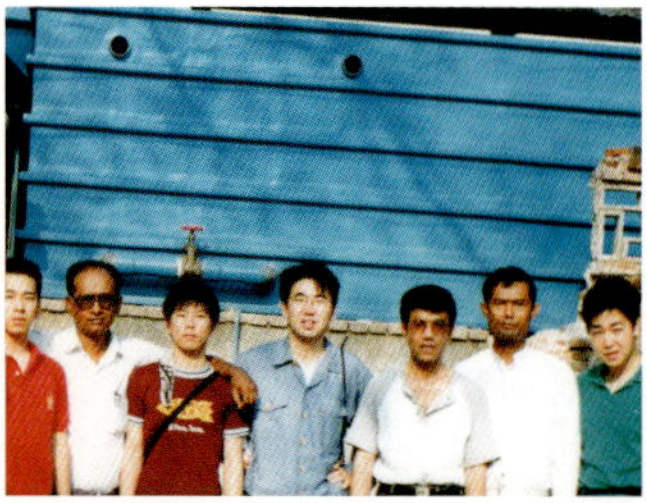

大型浄水器（水色の箱のようなもの）設置

再版に寄せて

二〇二〇年、世界は新型コロナウイルスのパンデミックに直面している。

そして、これから世界は新しいステージに入るだろうと、人々は感じている。その前に多くの人に是非、もう一度先達たちがこの国に伝えてきた大切なメッセージを私の言葉で伝えたいと思い、筆を執らせてもらった。

私は今も、海外の病院で子どもを手術しながら、自らの能力がもっとあればたくさんの子どもを救うことができるのにと、この非力を憂いながら生きている。私の医師人生は、我が身の非力を突き付けられ続けた人生だった気がする。

途上国での海外医療を始めてから、今年で二十五年。

数え切れないほどの困難と惨めさを味わってきた。目の前の人々を治すにはどうしたらいいのかをひたすら考えて続けてきた。物理的に私の能力では追いつけなくなったから、仲間を集めた。仲間を集めるだけでは追いつかなくなったから、組織を作った。そして、病院を造り、子どもたちの難病を救えるようにと小児病院も造った。最初から大きな事を考えていたわけではなく、ひたすら目の前の人々を癒すことだけ考えてやってきた。振り返ればそこに道が引かれ、私の後に沢山の人々が続いていた。私が海外医療を始めたあの頃、周りの医師や国際機関で働く人たちは皆、私のやり方に反対した。彼らは活動の持続性や規模、その他様々な面から私に批判的だった。

しかし、私はやり続けてきた。

今から思うと、彼らは人の生命や人生を数量で推し測り、私は質で考えていた。何よりその人たちがどう思い、何を言おうが、私がやり続ける意志を持てたのは、目の前の患者やその家族たちが心から喜んでくれていたからだ。天の道理は偉ぶっている人間の知識の中ではなく、私たちの感性の中にあるのだろう。

気が付けば私は、彼らが私に欠けていると言っていた全てを持っていた。しかもそれを持とうとしていたわけではなく、目の前の人生を必死に生きていたら勝手に天が持たせてくれていた。お前に必要だから、と授けてくれているのだと得心している。

私が十代の頃に出合い感銘を受けた空手家の言葉。

「地位を求めるな、名誉を求めるな、金銭を求めるな、必要があれば天が与える」

この言葉が、時空を超えて私にもたらされたのだと思う。

きっと、私たちが生きている中で感銘を受けたり意識に残ったりする様々な事象は、自分の人生の大切な部分に関係していると思う。そして、それは誰しも訪れる。それを単なる偶然だとやり過ごさないで生きていきたい。

私たちが一生のうちで大切にしなければならないものは何だろう？

どうすれば幸せに生きていけるのだろう？

何かいい方法があるのだろうか？

私は人が幸せになるための三つの大切なことを皆さんに伝えておきたい。
　一　自分を大切にすること
　二　周りの人を大切にすること
　三　社会の幸せのためにも頑張ること
全部、小学生の頃に教えてもらった事だ。私たちは、小学生の頃から幸せになる秘訣を既に学んでいたのだ。

一つだけ極意があるとすれば、それは右の三つを全て同時にやっていること。

では、なぜ幸せになれていない人が多いのか？

答えは、そのように生きていないから。自分のことばかり考え、周りを傷つけ、社会から奪う。最近は特にそのような人々が多くなっているのかもしれない。

この三つを同時になすために必要なことがある。それは目先の利益を捨てること。短期利益を捨てることがとても大切なのだ。

志という言葉がある。

志は目先の損得を捨てたところに達成される。しかし、時空を超え、天は必ずその振り子に加速度を付けて振り戻し、人生の中で大きく自分に利子をもたらしてくれる。世の中はそのようにできている。そのことを別の角度から伝えている仏教の「陰徳を積む」は、なぜ高い徳なのかの所以である。

陰徳は、人生を決定的に豊かにしてくれる。

「褒められもせず、苦にもされず」と、著書の『雨ニモマケズ』で記した宮澤賢治氏は、人生の苦悩の中でそのことを感じていたのだろう。

どんな人間も、この世に生を享けた時が、水面に石が投げられた瞬間となる。その石はやがて幾重にも波紋を広げ岸に到達する。

その広がる波紋の一つひとつが、あなたの周りの世界となる。

あなたの存在は、その波紋のごとく周りに影響を与えていく。

やがて岸に到達した波紋は折り返して、全方向からあなたの人生の始まりに向かってやってくることになる。岸とは天であり、神の意思であり、仏の道理でもある。そしてこの世の道理とは、波紋が必ず始まりのその点に戻ってくるということ。

私たちは、そのような関係性の中に生きている。

自分のことだけを考えた人間は、そのエネルギーの何倍も苦しみ、世の中を大切にした人間がそのエネルギーの何倍も豊かになる。

これから世界はどうなっていくのだろうか？

どんな困難が待ち受けているのだろうか？

どんな時代になろうとも、どんな困難があろうとも、周りの人々を大切にしながら、少しでも社会を豊かにするために生き、その結果、自分自身の豊かな人生を手に入れていればいいのだと心得ていれば、恐れることは何もない。

私にコントロールできる人生は、この私の目の前にある、たった一つの人生だけしかない。しっかり足元を見て、今どう考え何をするのか、それだけ。

そして、その積み重ねが私の人生になる。

私はそうやってやがて訪れる最期の瞬間まで、人生を生きていきたい。

人生は素晴らしく、もう一度生まれ変わってもいいかもしれないと思いながら、ゆっくりと人生を閉じていきたい。

二〇二〇年六月

吉岡秀人

ジャパンハート東京事務局から

この本に掲載されているブログが開始されたのは、二〇〇五年。その前の年、吉岡秀人は、あるミャンマー人の男の子を治療のために来日させています。

この男の子が来院したのは二〇〇四年二月。彼は首に巨大な腫瘍を抱えており、手術を伴う治療が必要でした。しかし当時、病院には高価な麻酔器などはなく、医師は吉岡がたった一人いるだけです。設備も人員も充分でない状態での手術は大きな危険を伴うため、吉岡は男の子を家に帰さざるを得ませんでした。

しかし半年後、吉岡は男の子を探しに、病院から百五十キロ離れた村を訪ねます。「自分が病気の子どもを見捨てたということに、後悔があったのだと思う」。

吉岡は当時をそう振り返っています。〝死んでいるかもしれない。きっと死んでいるだろう……。〟それでも、子どもが住むという村で親の名前を頼りに訪ね歩きました。

子どもは、巨大な腫瘍を破裂させ、衰弱しながらもまだ生きていました。

吉岡は、再会を果たし帰路に着くためその家に背を向けた瞬間、子どもを日本に連

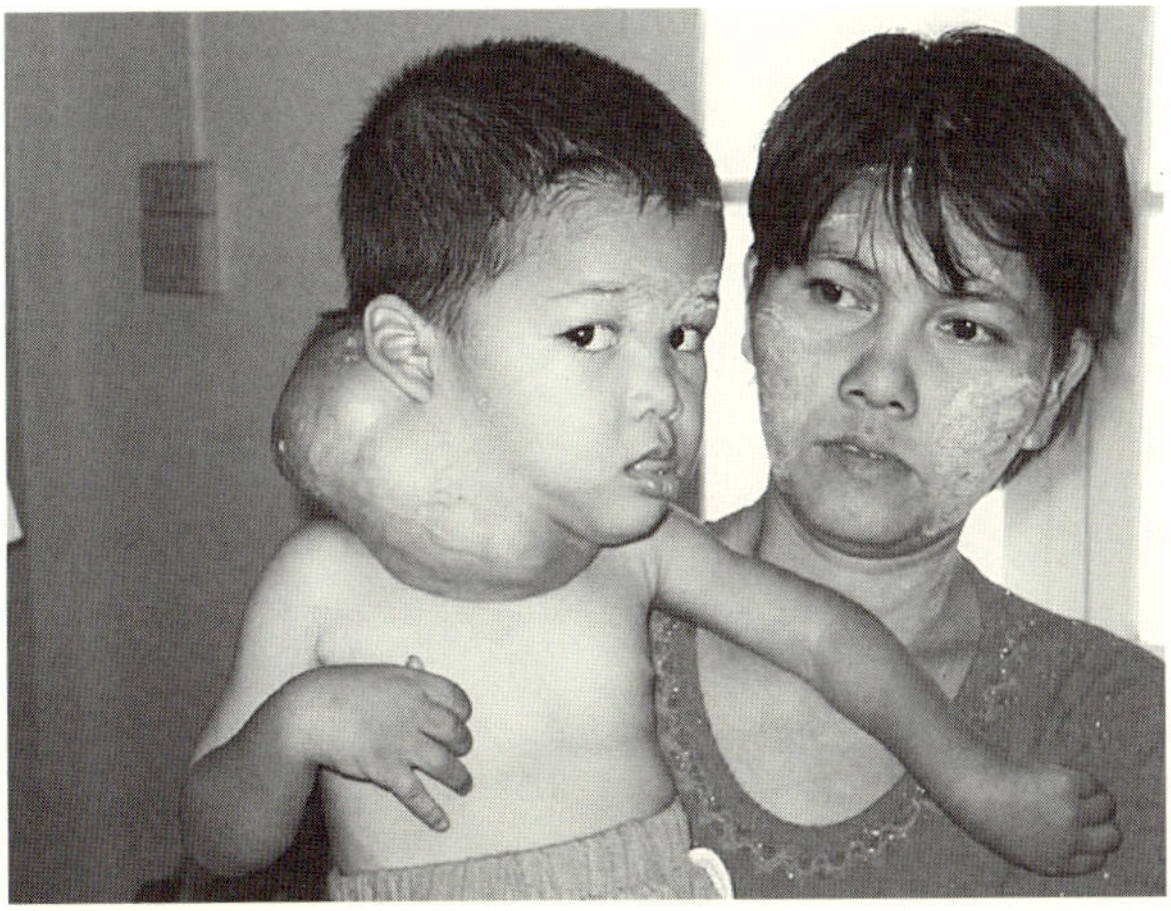

初めて病院に来たときの様子　2004年

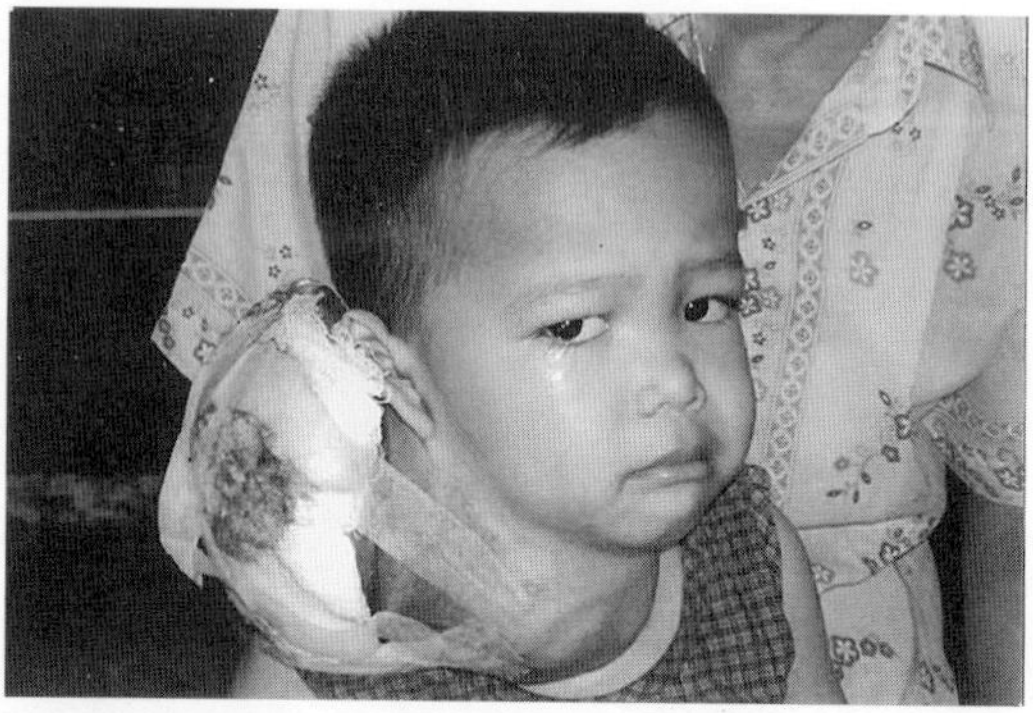
半年後に再会したときの様子

れ出して治療することを決意します。しかしその時の吉岡には資金もなければ、当時のミャンマー政府は患者を海外に連れ出すことを固く禁じていました。「それでもこの子を助けなければ、医師として一生後悔する。明日から医師としてやっていく自信がなくなる」。

そこからすぐに、ミャンマー政府、日本政府に対し事情を話しに出向き、交渉を重ね、ビザの発給を異例のスピードで実現します。日本では、吉岡の恩師が院長を務める病院が受け入れを許諾してくれました。そして、子どもは数カ月後には来日し、手術を受け、一命を取り止めることができたのです。

「どんなに良いことをしていたとしても、一人では成果に限界が出てしまう。皆にこの活動を知ってもらい、協力を得ていくことが必要だ」。吉岡

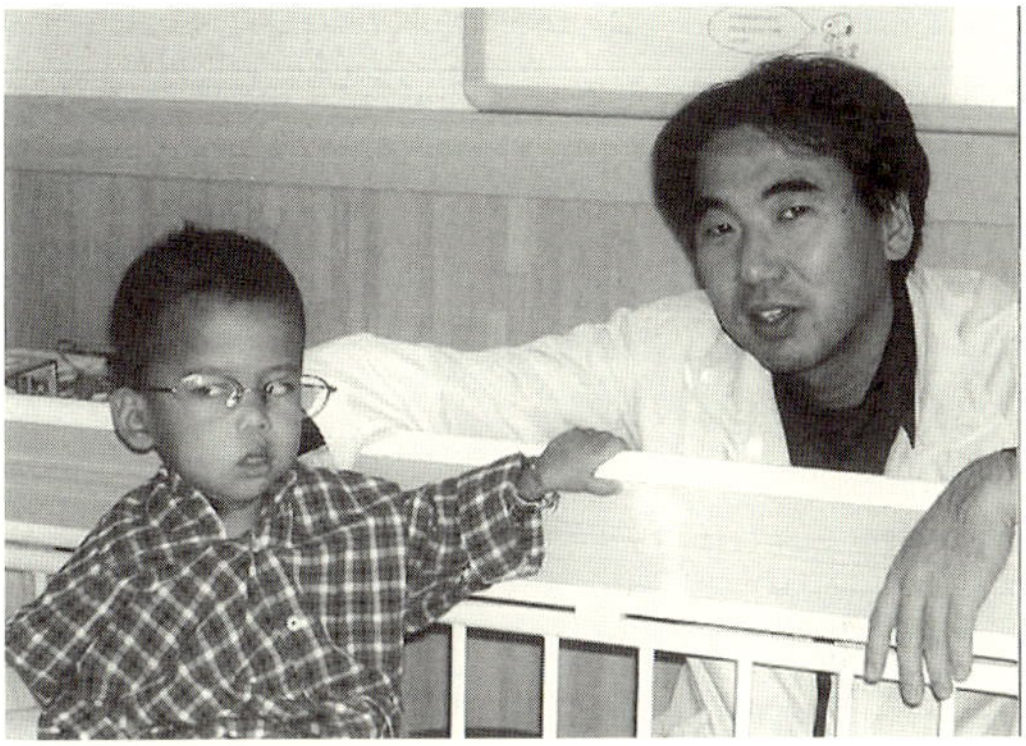
来日治療の際の病院での様子

はそう思い至り、ミャンマーでの子ども達との出会いと、現場での壮絶な闘いをブログに書き記し始めました。

あれから十六年が経ち、命救われた子どもは今、通信大学で歴史学の研究に励んでいます。今度、彼を受け入れてくれた日本の病院の医師がミャンマーに来る際に、会う約束をしているそうです。
十五年前、誰にもその存在を知られず、ミャンマーで一人医療に明け暮れていた医師の言葉が、時空を超えて今も日本の皆さんに届いていることを心から ありがたく、嬉しく思っています。

二〇二〇年六月

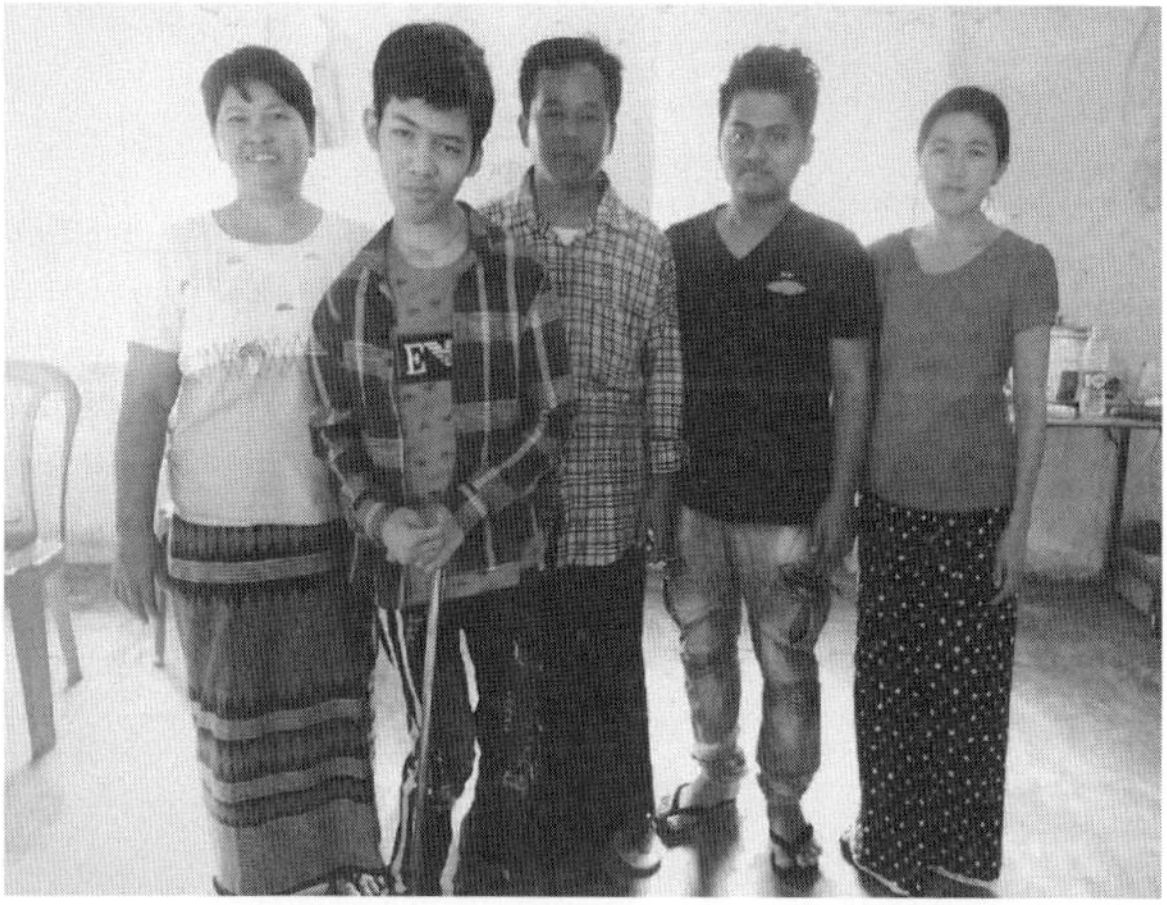

昨年スタッフが訪ねたときの写真（左から２番目）2019年

死にゆく子どもを救え

——途上国医療現場の日記

はじめに——「知恵の杖」を持って

私たちは何のために生きているのだろう？　何のために生まれてきたのだろう？

今でもこの疑問の答えを見つけるために、私は生きているようなものです。もしかしたら、この答えを見つけるために私たちは存在しているのかもしれません。

人間は自分の本当の姿を見ることはできない。悲しいかな、私は私の真の姿を知ることはできないのです。自分の印象やイメージを、私たちは他人の反応や言葉など周りとの関係性によって形作っていきます。自分の本当の姿を知るために一度、何かに当てなければならないのです。まるで鏡に自分の姿を映すように。

私の人生を生きるとは、象のような大きな自分という生き物を、目をつぶったまま手探りで形や肌触りをひとつずつ確認してゆき、全体像を把握する作業に似ています。

私は小児外科医です。十五年前から、ミャンマーを拠点に、おもに現地の子どもたちのさまざまな病気を救う活動をしています。そして、五年前「ジャパンハート」という組織をつくりました。

私の元にボランティアを志し、やってくる若者の多くは、「困っている人を助けたい」と言って訪れてきます。

しかし、彼らが言うことは本心だろうか？　と私は思うのです。

彼らは自分が他人を助けられるほどの人間かどうかをまだ、自分では知らないのです。

ここでの活動を通して、やがて彼らはその価値がある人間だと認識しますが、ここに来た時点ではそれが分かっていないのです。

では彼らの本心は何なのか？

私は、彼らの、困っている人たちを助けたいという気持ちを、すべてうそだとは思っていません。一部は本当で一部はうそです。その隠れている本当の心の声を、私が炙《あぶ》り出します。ここでの活動の中で、徐々に彼らはその答えを見つけてゆきます。

朝から夜遅くまで毎日働き続けて、彼らはへとへとになっていき、皆、苦しそうにしています。そのとき私は、

「こんなに多くの人たちのために働けているのに、どうしてそんなに苦しそうなので

すか？　あなたの願いが叶っているのになぜ苦しいのですか？　喜んでください」と言います。彼らは何も答えることができません。

ここへ来た目的の人助けを、思う存分、行っているのに、どうしてこんなにつらいのか分からないのです。しかし、やがて彼らは答えを見つけていきます。

「人助けをすることによって、自分自身が価値ある人間、生きている意味のある人間であることを知りたかったからここにきたのだ。そのために人を助けるという方法を選んだのだ」と。

そして、彼らはおごりを捨て、謙虚になっていきます。助けているのではなく、助けさせてもらっている。自分のためにも助けさせてもらっている。自分が存在価値のある人間だと、認識する機会を与えてもらっている。だから、自分のお金や時間や技術を使うのは当たり前なのだと納得するのです。

ここに至って、彼らは真のボランティアとして生まれ変わります。

私が目指すことは、多くのこのような人たちを日本中に、世界中に生み出すことです。このような人たちが世界に出て行って働くことがどれほど世の中を潤すか、誰だってわかります。

真実の自分の存在価値に目覚めること、これが誰にとってももっとも大切なことです。

もうひとつ大切なことがあります。

私たちは日本人です。当たり前ですが、このことが本当に大切になります。

私たちの生き方や発想を規定しています。知らず知らずのうちにその影響を受けています。この国は長い歴史の中でどこの国にもない価値ある文化、伝統、慣習などを持っています。苦しくなったとき道に迷ったとき、私がそうであったように、その歴史の力が皆さんを必ず救ってくれます。皆さんの中を流れる太い一本の歴史軸を意識してください。迷ったときはそこに帰れば、先人たちは必ずアドバイスをくれます。

耳を澄ませば、心を静めれば、この国の歴史はある時は私に、

「量や規模に振り回されずに、質に生きろ！」と語りかけてきました。

またある時は、

「上から人を救うのではなく、同じ高さから救いなさい！」と語りかけました。

私たち一人ひとりが自分の存在の価値に目覚め、日本の歴史の「知恵という杖」を持って進むことができれば、あなたは日本や世界を照らす光になります。

そんな人が日本に溢れ出ますように。

吉岡　秀人

もくじ

第二章　途上国の子どもに自分は何ができるのか？
――ジャパンハートの活動

第三章　現地医師との軋轢《あつれき》の中で

――イラワジ川の濁りに気づかされること

第四章　他人にコントロールされない人生を
――「本気」の分だけ見返りがある

第五章　死んだ少年の七千円の貯金
――寄付の話

第六章　天職の見つけ方
――目の前の仕事に同化できるか

第八章　体温のある医療を求めて

装丁／㈱富山房企畫
写真提供／ジャパンハート

第一章　途上国の医療現場

――世界でいちばん蛇で死ぬ国

（二〇〇五・八〜一二）

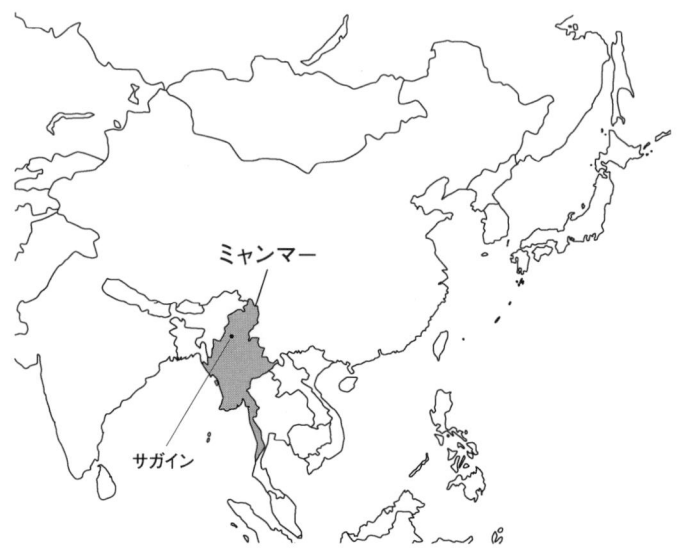

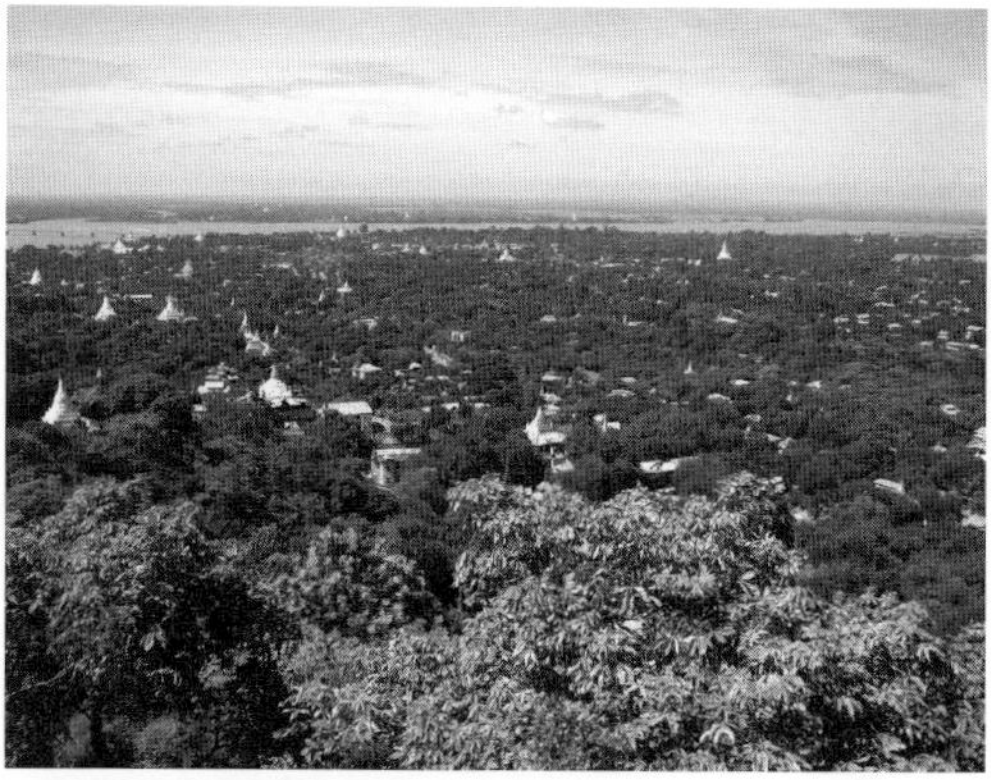

サガインは仏教の町。仏塔が多い

できることは何なのか？

二〇〇五・八・一〇

一九九五年以来、もうどれくらい、子どもたちをはじめ、多くのミャンマーに生きる人たちの治療に関わってきたでしょうか。これから、まさに私にとっては戦いのような日々をつづっていきたいと思います。

現地では、多くの人が農業で生計を立てており、日々の収入は、二十円から四十円、「保険」の後ろ盾がない中で、盲腸の手術代が一万円以上という現実があります。日本人の医師や看護師たちにいったい何ができるのか、あるいは、ごく普通の日本人ができることは何なのか？　ということをともに考えていきたいと思います。

六十年前のままのこの町で

二〇〇五・八・一一

今、私がいる場所、ミャンマー中部サガイン。ここは六十年前、第二次世界大戦の時に、日本人たちが住んだ町です。イギリスと戦い、多くの傷ついた日本人たちがこの地のビルマ*人たちに助けられました。この町サガインはあれから六十年、その姿をほとんど変えることなくそこにあります。

昔のままの町、川、人々……。タイムスリップしたような場所です。

この地で私は、日々、医療をしています。

二〇〇五・八・一五

人の人生はそれぞれに尊い

この国にいて私の胸にあるのは、この大地には二十万人以上の日本人が眠っている、という想いです。

草生《くさむ》す屍《かばね》、という言葉があります。日本人の手により建立された多くの慰霊碑がここにはありますが、今では訪れる人も減り、まさに草生す碑、として存在します。碑の周りには日本人戦没者の名前が刻まれていましたが、今は消えて読めません。この光景は、まるで今の日本人の、戦争や犠牲者に対する記憶をはじめ、さまざまな心の形の表れのような気がします。

戦後六十年目の今日、この大地に立った時、私の中で一つの言葉が木霊《こだま》します。

「過去は変えられる。私たちの手によって」

未来はまだ私たちの手にはない。しかし、今を変えることによって、過去に生きた人々の、その存在の意味を変えることはできるということ。

多くの人々の犠牲を、意味あるものにするためには、私たちは彼らの死を、負から正に昇華させることができる。子孫である私たちの使命でもある。そのためには、あの戦争から当たり前の事実を学び取り、それを実践していけばいいのだ。それは、「人の人生は、それぞれに尊い」ということを知ること。

そして、それを日々の暮らしの中で実践し、人の存在の意味を認め、決して他人の人生をないがしろにはせず、大切にし、ともに理解しあいながら暮らしていく努力をする、という単純なことだと思うのです。

二〇〇五・八・二一

口唇裂という病気

この病気は、どこの国にもあります。

たとえば、日本では生後一ヵ月くらいから手術を行っています。日本でこの病気の人を今では一般的に見かけなくなったのは、すでに人の目にふれるころには手術が完了しているからです。

日本の子どもたちは、国の保健制度に守られているといつも思います。途上国ではそうではないことが多いのです。手術を受けるお金がないために、あるいは手術を行える人が少ないために、そのままで一生を終えることもあります。

私の前に現れる子どもたちの多くが、このような子どもで、そうした顔の奇形から隠れるように村に住んでいます。そうして成人した後、結婚できることもまれなのです。

このような子が手術に現れたその日、下を向き、何も話さず、暗い表情をしています。その子が、手術を終え、退院する時には、とても明るく笑顔を絶やさない、はきはきした子どもに変わっています。

このギャップこそ、じつは、幼いこの子が受けてきた苦しみだったと悟るのです。

この手術を含め、私がなぜこの国で手術を行うようになったかをお話しします。

今から十年前、初めてこの国に来たころ、私は手術は行っていませんでした。それはとても手術を行えるような環境が少なくとも私には与えられていなかったからです。私に与えられたものは現地の家屋と数人のスタッフのみでした。医療の専門家もいませんでした。西洋医学を学んできた私には、少なくとも薄汚れた家屋の一角で手術をすることなど到底、思うべくもないことでした。

しかし、見るからに悲しみを誘わずにはおれないような人々が、次から次へと手術という治療を求めて、私の前に毎日のように現れました。私にはその現実を受け入れる覚悟もなく、日本の医学の常識に固執していました。

ある時、私はスタッフたちにこう聞きました。

「ここに手術を求めやって来る患者たちを、私が手術をしないで帰したとして、彼らは十年後、いや二十、三十年後でもいい、手術をどこかで受けることができるだろうか？」と。スタッフたちの答えは決まっていました。

「多分生涯、治療を受けられる可能性は低いと思います。ここで受けるチャンスを逃せば」

というものでした。私は現実から逃げていただけなんだということは、自分がよく知っていました。この期《ご》に及んで、私はついに日本の常識、日本の医療の範疇《はんちゅう》を捨て去る決心をし、止むに止まれず手術を始め今日に至ります。この気持ちは現在も変わりません。私の代わりに誰かもっとよい医師や看護師がここに来て彼らを見てやってくれよと思っているのです。今も、そしてこれからも私は、止むに止まれずここでこうしています。

二〇〇五・八・二三

無駄を出さない

家屋の一角を改造して手術を始めました。充分な設備があるわけではないですし、日常的に停電などひどい状態にありますが、これまで改良してくるのに、これでも十年かかったんですね。

どこかから大きなお金をいただいて物事を行うのは何ということはないのですが、人のお金ばかりを当てにしてやると、無駄を多く出してしまいます。必要なときに必要なものを少しずつ増やしていくというのが、ものの考え方の基本だし、人のお金を預かった人間のやるべき姿勢だと思っているのです。どんぶり勘定で、頭の中だけの構想だけで作ってみて、本当に無駄になったものを私は、この国際協力の世界で多く見てきています。それは別に官に限ったことではなく、民でも同様です。意外と思われるかもしれませんが、この世界は評価のほとんどない、馴れ合い関係の世界なんです。評価のない世界では、自己改善が、人間同様、難しいのです。

二〇〇五・八・二五

可愛い姉妹

きょうは可愛い姉妹のお話。

このような発展途上国で医療をするようになって、子どものやけどの多さには驚かされます。やけどは私が手術することが多い病気の一つですが、この国は昔の日本の

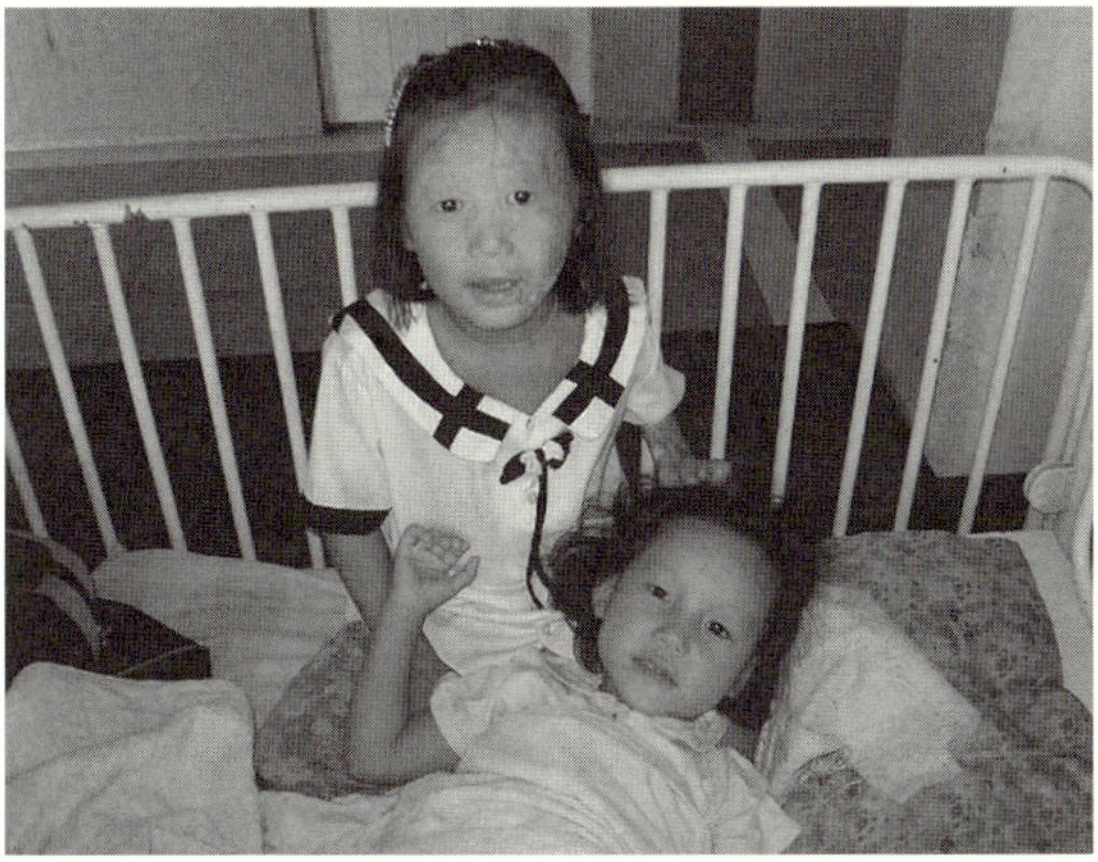

可愛い姉妹。座っている姉がやけどの治療中

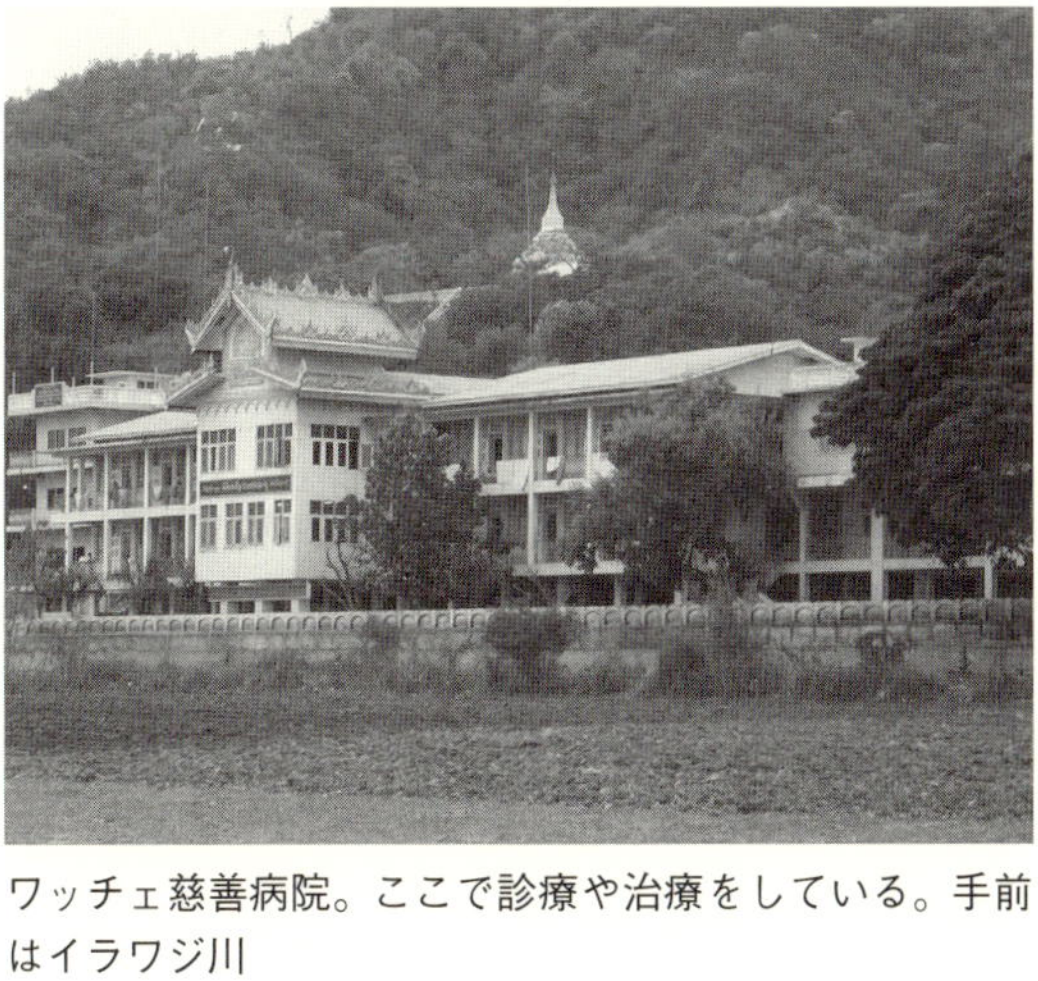

ワッチェ慈善病院。ここで診療や治療をしている。手前はイラワジ川

ように兄弟の数が多く、小さな子どもたちが弟や妹の面倒をみます。多くの農家では、炊事はすべて地面に火をおこし、お湯を沸かしたりご飯を炊いたりしています。子どもたちがそこで誤ってやけどを負うのです。

今回のやけどの女の子も母親と妹とともに、何十時間もかけてここまで治療を求めてやって来ました。

写真の座っているほうが患者の女の子、寝ているのが妹です。今一回目の手術が終わりましたが、あと数回手術をしなくてはいけません。

この二人、いつも仲よく遊んでいます。姉妹に限らず子どもというのはどこへ行っても、何かしらやって遊んでいるし、年齢は違っても子ども同士で、仲よくなっていますね。

子どもを見ていると、大人というのは、成長していく過程で、不必要なものをたくさんつけていっているのだなと考えさせられます。

二〇〇五・八・二七

私のいる場所──ワッチェ慈善病院

私たちのいる場所は、ビルマ最後の王都マンダレーから車で一時間、サガインのはずれ、そしてイラワジ川のほとりにあります。ある僧侶が、二十年前に貧しい人々や僧侶のために建てたワッチェ慈善病院です。

ここに、居を構え多くの人々を迎え、治療にあたっています。

ここは、今から四十年ほど前の日本のような光景がいたるところに残っています。決して豊かではありませんが、人々は皆、幸せそうに暮らしています。豊かさをお金の基準でしか計れなくなってしまった日本人には、一見、幸せには見えないかもしれません。

二〇〇五・八・二八

日本からの学生

今、二人の女子大学生がボランティアにここに来ています。ここにはつねに、大学生や社会人、時には高校生の方がボランティアをしに来ています。

それぞれにそれぞれの思いを胸に抱いて、短期間ではありますが、われわれの一員として活動をしていきます。

そんな組織が日本にもたくさんあればいいなと思います。

多少のリスクはあっても、組織として金銭的にも赤字の出ない範囲で、若い人たちにチャンスを、大きな目を開く機会を与えるべきだと思います。

二〇〇五・九・三

鼻に血管腫

この子どもは（29ページ）、鼻に血管腫という良性腫瘍ができていました。鼻が三倍に膨れ上がっていました。この腫瘍は血管が異常に発達してできあがった腫瘍であるために、傷つくと出血が止まらなくなります。日本では薬を使ったりしてこの異常な血管を無理やり閉塞させ、腫瘍を縮小させていきます。

ここではこの方法はとれませんので、唯一の方法すなわち手術をすることになりました。手術はうまく鼻のちょうど真ん中にあった大きな腫瘍をとれたのですが、手術のあと組織の修復が悪く、ちょうど鼻が真ん中のところで真っ二つに割れてしまいました。あわてて再度鼻を縫合《ほうごう》しなおしました。そして無事鼻がくっついた後の写真がこの顔です。

「日本と違うからしょうがないけど、薬があればなぁ……」

とまたもや嘆いたことを思い出します。

お金の問題

二〇〇五・九・四

発展途上国では、多くの人たちがたいへんに貧しく、飢えの問題もあると思われがちです。それは、一部の偏《かたよ》ったものの見方と報道のせいです。戦争や災害は別として、だいたい飢えが数十年も続けば、その国はほとんど壊滅的な状態になるはずなのに、どこの国でも人口が増加しているのです。通常そんなことはありえません。

中国だって二十年ほど前までは、かなり貧しく栄養状態が悪かったといわれていますが、そんなときでも人口は増え続けていたのです。それは、本質的に多少の貧困を人間は有史以来乗り越えて、今に至っているということです。

ミャンマーだって同様です。この国でも通常は栄養不足で、あるいは栄養危機で、餓死が発生することはありません。昔からたくさんお米が獲れて、ミャンマーは豊かな国なのです。それとは別に、今や田舎の村々にも入り込んでいるお金というシステムが、人々を苦しめているという考え方もあります。今やどこへ行っても物々交換で医療をしてはくれません。

圧倒的に現金収入が不足する村落の人々は、この金銭経済に苦しんでいるというのが実情です。その問題をいかに解決して、医療を提供するのか。そこが智恵の絞りどころです。私たちはこの問題を解決するため、ある程度、厳重にその家計を調査し、その人にあった医療コストを請求します。一人当たりどんなに治療しても、たとえ一年入院し、三回手術を受けても、最高三千円程度にしています。そしてこの治療費のお金は再び、より貧しき人々の薬代などに充てていくことにしています。実際は数万円治療費がかかることもありますが、それはわれわれがファンドの中から払うことになります。

ミャンマーは安全

二〇〇五・九・五

私が現在活動する地域は、治安という面では、まったく安全な地域です。ミャンマーは他の東南アジア諸国に比べて、安全な国であるといっても差し支えないと思います。一部の偏った報道のせい（ほとんどすべての報道がそうですが）で、危険な国であるという印象を持たされているに過ぎません。もちろん、国境のほうには一部危険な地域があることは事実ですが、ミャンマー政府は基本的にそのような地域への訪問許可を、外国人には出していないと思います。

南米やアフリカやアジアの一部の国に住んだ経験のある人々はたいがい「ミャン

マーは家族と安心して暮らせる国だ」というのを何度も聞きました。

この安全性の理由は、このミャンマーという社会が、かつての日本がそうであったように、①仏教が道徳の根底にある　②村（村落共同体）社会である　③相互扶助の国である　という事実に支えられています。驚くべきことに、その地域で起こる小さな変化はたいがい、誰かによって把握されています。そして、あっという間にみなに知れ渡ります。

また、近年の事実からも分かるように、テロの可能性すら、アメリカや日本よりはるかに少なく安全といえます。九・一一のテロやサリンの事件などありませんし、その後の各国の事件に比べても、その程度は取るに足らないものです。隣国タイ、ラオス、カンボジア、フィリピンで起きているような殺人事件などの話もほとんどありません。報道というのは、残念ながらある意味、ある考えを強要するかのように流されているものだと思います。

二〇〇五・九・六

報われることもある

昨年度、難病の子どもをミャンマーから日本へ連れて、やってきまして、いろいろ苦労しましたが、子どもは助かるし、時として表彰されたり、報われることもある、そしてまた前へ進んでいける。

結局、自分はいろいろな人に支えられ、励まされつつ生きているのだということを、いつも思い知らされます。だから、謙虚に生きることの大切さを、いつも胸に抱いています。

検査器具—超音波装置

二〇〇五・九・一八

私の働いているワッチェ慈善病院の検査器具は、日本のそれと比べると約二十年の差があります。この写真の超音波ははるか昔、日本で使われていたものと同じくらいの性能です。ないよりましと思い、使っていますが、この装置の良し悪しは命を左右するので、日本から五百万円くらいの小型の超音波装置を買って持って行きました。

日本で私は自分のお金で、その超音波装置を買ったのですが、まわりの医者たちは皆、どうして自腹で購入するのかが、理解できないでいました。検査機械は病院が買うもの、医者はそれを使って検査するだけ、という考えからです。しかし、私はこれがないと、必ず現地で後悔すると分かっていました。もし、五百万かかっても、一人

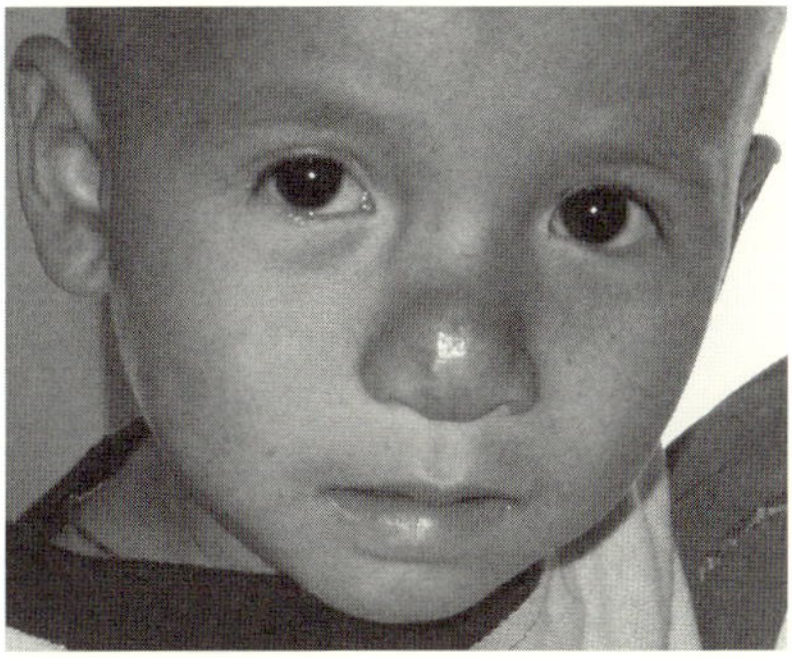

鼻に血管腫の男の子

昔ながらの超音波装置

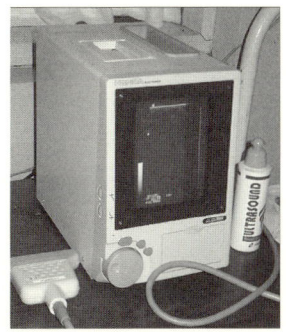

合指症の少女

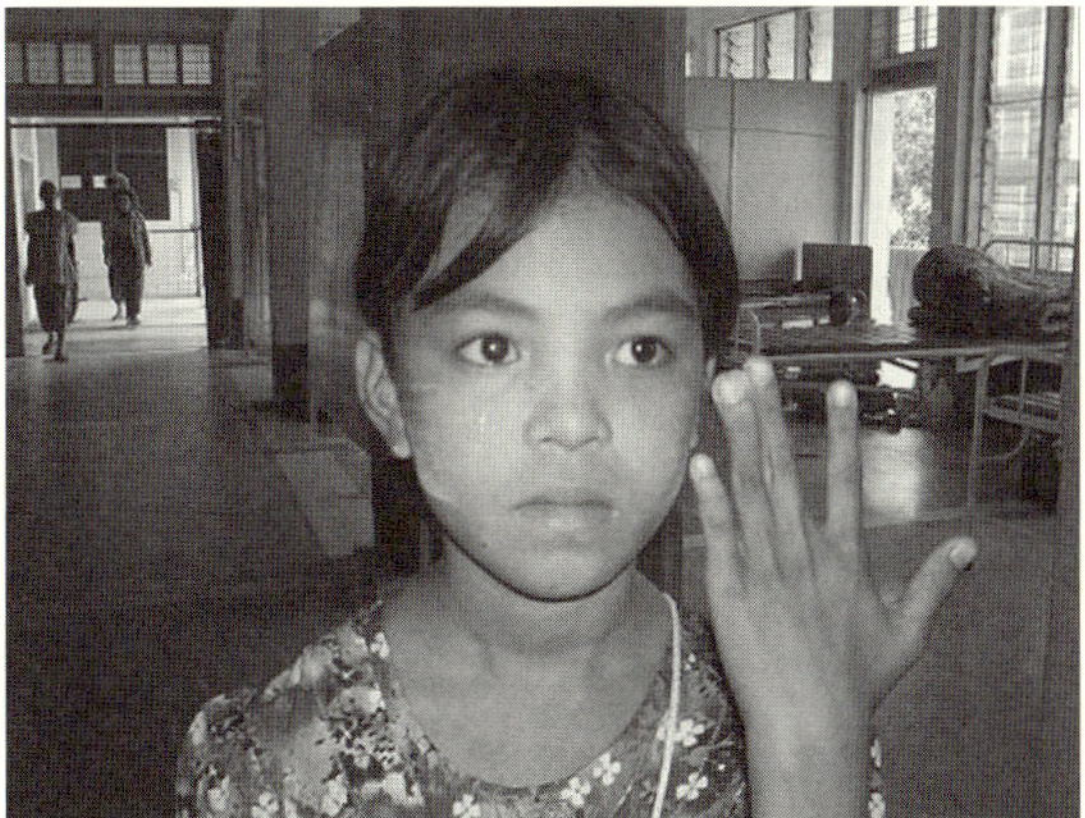

でも誰かの命が助かれば、充分にもとはとれると判断したのです。

私の小児外科の恩師が一人だけ私をほめてくれました。

「お前は生きたお金の使い方をする」

ここでは、他の町の病院で超音波検査をすると、農家の人の一週間分の収入の費用がかかるのです。私たちは、次のように考えて無料でこの検査を提供しています。「普通の診察で判らず、超音波検査をしなければならないのは、医師の技量不足である」と。

このように病院側にも説明し、無料にしてもらっています。

二〇〇五・一〇・二

入院生活—自炊の食事

子どもたちは、その病気によって入院期間は違いますが、長い子どもですとふた月くらいは入院しています。ミャンマーでは通常、病院で食事は出してくれませんので、自炊することになります。病院の裏庭で、ご飯時になると、煙がむくむくと立ち上がります。

そして、病院のベランダで付き添いの家族（通常一人の患者に対して何人もいます）と患者さん（動ける患者さんのみですが）皆で座り込んでご飯を食べています。隣の患者も、またその隣の患者も、その家族もおしゃべりしながらご飯をむさぼっています。

食事時こそ、ミャンマー人にとって最高の至福の時間なのです。ミャンマー人の食に対する欲求は日本人の比ではありません。

二〇〇五・一〇・四

巡回診療

私たちは時々、病院のミャンマー人スタッフたちと一緒に巡回診療に出かけます。そこは外来診察、投薬などがメインの仕事です。時に簡単な手術を行うこともあります。たいていはその場所まで何時間も車で走り、一日か二日は泊まりになることもあります。

しかし、日本人スタッフたちは、現地のミャンマー人の人たちにたいへん親切にされ、満足しています。

現地では何もかも足らないことだらけですが、何とかごまかしごまかし、やっています。

可愛い女の子

二〇〇五・一〇・八

足にやけどを負った子どもは、長い間そのままでした。足の甲から膝までの瘢痕《きずあと》はひどく、かかとで歩くような感じになっていました。こちらの施設でできる限り瘢痕を切除し、ひきつれを取る手術をしました。

長い間消毒に通い、ようやく治って帰りました。普通の人と同じというわけにはいきませんが、だいぶよくなりました。

この女の子はとても可愛い、はにかみ屋の子どもでした。笑顔がとても愛らしく、看護師さんたちも皆、とりこになっていました。一日一回の消毒に看護師さんたちはこのかわいい女の子に笑ってもらえるように、頑張っていました。

ブログの難しさ

二〇〇五・一〇・一二

じつは、現在このブログを続けていて、大きなジレンマに陥っています。

子どもたちの現状を、といってもおそらくそれは日本もこの国もそんなに病気の種類が大きく変わるわけではありませんが、すべてお知らせすることが困難だということです。

確かにこの国は、日本と比べ乳幼児死亡率は高く、多くの子どもが死んでいくのは事実ですが、そんなに日常が変わるわけではありません。途上国というと、子どもたちがどんどん悲惨に死んでいくというイメージがありますが、それは内戦や飢餓という状況の時の話で、ここはそれとは対照的な牧歌的時間が流れています。

日本でも戦前、多くの子どもが病気で死んでいきましたが、それと同様です。ゆっくりした時間の中で、日本の何倍かの子どもたちが死に、病気にかかっている。そして、さまざまな事情から病院にかかれない人たちが多いということです。

そのような子どもたちにスポットを当て、紹介していきたいと思っていますが、それは昔の日本の子どもたちにスポットを当てる作業と同じ意味を持つということかもしれません。いつも限界を感じているのですが、日常とてもかわいそうな子どもたちもいます。しかし、そのようなケースは公表はできません。

悲惨な写真を見せても、決してその子どもの悲しみは伝わらないし、私の抱える苦しみも伝わらない。そしてそれを見ている受け手側も、その事情の一部しか理解できないため、全体像を誤解してしまうという、ジレンマに陥るからです。

ですからどうしても、ブログ自体が、その許容範囲で書かれていっていることになります。少しでも正しくうまく伝えていくことができるのだろうか？　これからの課題は多いと思います。

二〇〇五・一〇・一八

母乳が飲めた！

生後二十日ほどの赤ちゃんが、私のいる病院にやって来ました。上あごから大きな腫瘍が発生し、日に日にそれが大きくなり、とうとう母乳が飲めなくなってしまいました。

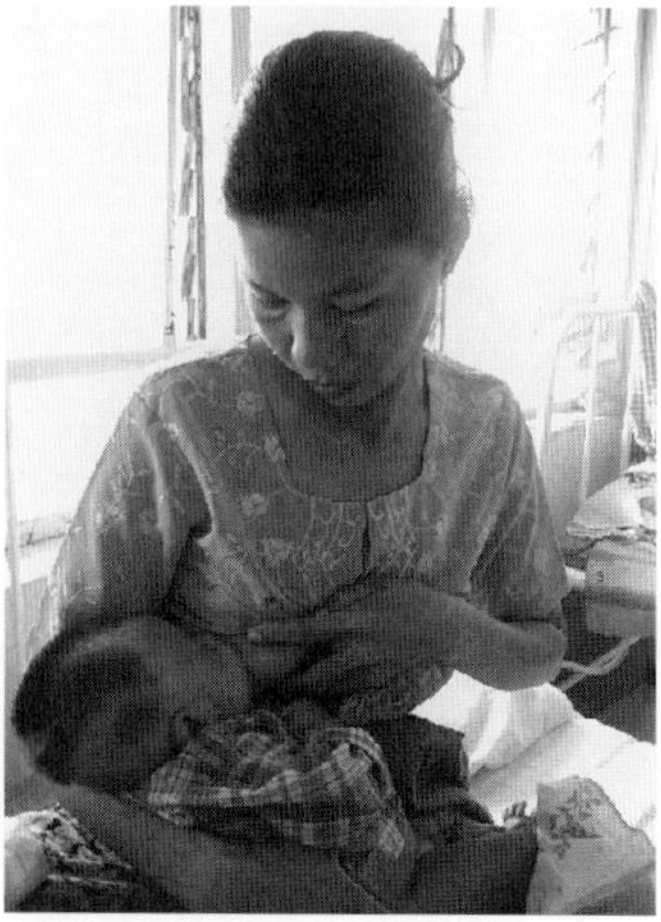

母乳を飲む手術後の赤ちゃん

その腫瘍を手術で取り、ようやく充分に母乳を飲めるようになった時の様子が、上の写真です。

この腫瘍は、悪性のもので、時間が経てば再び同じ状態になると思われました。しかし、この腫瘍を倒すための薬はわれわれには与えられていません。

大きな町の病院に行って、その薬を続

けて使ってもらうように家族に話をしました。おそらく、お金の問題で行っていないと思います。傷が癒えて退院していった後、この赤ちゃんとは会っていません。おそらく数ヵ月の寿命かもしれません。でもそれでも、それがこの子の寿命なのであり人生なのだと、私は考えるようになりました。

二〇〇五・一〇・二六

ミャンマー子ども基金

ミャンマーというと何といっても仏教の国です。仏教関係者の方々が、私たちの活動にも理解を示してくれており、多くのご協力を頂いています。今回、日本にあるアジア仏教徒教会が、ミャンマーの子どもたちにということで「ミャンマー子ども基金」というのを立ち上げてくれました。

また、それとは別の方々が中心になって「吉岡医師を支援する会」というのを立ち上げていただき、この方々からもご寄付をいただきました。

これらをあわせたセレモニーがヤンゴンのサミットパークビューホテルで行われました。日本からは五十名近い方々の参加、ミャンマー側からもお坊さんや宗教省の高官の方々、また、今私のいる慈善病院関係者を交えて行われました。

このミャンマー子ども基金は、おもに、この地の恵まれない子どもたちの治療費に使われる予定です。

二〇〇五・一〇・二八

ミャンマーと仏像

ミャンマーに関わって以来十一年目に入り、最近つくづく仏教こそこの国の宝だと思います。

その昔、日本でも聖徳太子が、「篤《あつ》く三宝*を敬え」といいましたが、これは今の日本にとっても同じであると私は思っています。（*仏・法・僧のこと）

日本人の生き方、考え方などを基盤のところで規定しているのは今でもこの三つのような気がします。

ミャンマーもやはり、考え方や生き方は仏教の影響を色濃く受けています。ものの感じ方や人生観もすなわち、仏教そのもののような気がします。

私の考えでは、仏教はキリスト教やイスラム教に比べ、世界観が非常に広大なように思います。神の国、神の創った世界というものは、どうしてもそれを想像する人間の意識に閉じ込められます。とくに神と人間の関係を中心にすべてが作られていっているような気がします。そこではまさに人間が最大の関心事であり、いわば、神と私という二元論的構成になってしまいがちです。

しかしながら、仏教はやはり日本に受け入れられた素地として、仏と人間という次元に留まらず多元的に人間を理解していると思います。そこから、他の生き物に対する意識も発達しているのかもしれません。

お釈迦様は、法を作ったのではなく、単に宇宙にあった法を発見した発見者に過ぎません。おそらく、今までの多くの聖人たちも同様だと思うのですが、この広大な宇宙の仕組みやその極限を直観によって一瞬で悟ったのではないかと思うのです。

西洋科学では、少しずつそれを解き明かすという手法ですが、われわれ東洋人的にはそれは際限ない、不可能なことで「知覚」するものではなく、「智覚」することによってのみ分かるものだと思います。

ある書物で、近代科学は宇宙の仕組みの一パーセント足らずしか解明していない、と書いてありましたが、私に言わせれば、人間など宇宙の仕組みの無限分の一しか解明していないと感じています。

看護師さん

二〇〇五・一一・一

今、私の働く病院にジャパンハートのスタッフとしてきている看護師さんがいます。ぼちぼち紹介していきますが、一人は兵庫県出身の河野さん。日本から来ている看護師さんたちは本当によく働いてくれます。朝から夜まで、毎日走り回っています。

この河野さん、少し患者が減ってくると、ヒマだヒマだ、といっています。朝六時過ぎに起きて掃除して、ご飯を作り、それから病院に出かけます。だいたい、夜は十二時ごろに寝ているのではないかと思います。

ひと昔前のビジネス戦士のような人なのかもしれません。ジャパンハートの看護師や医者は、本当に無償のボランティアでやっています。いかなるお金もジャパンハートからは支給していません。渡航費や保険も自己負担です。それでも、これだけ多くの人が日本からやって来て、純粋に働いてくれるところに日本の真のポテンシャルを感じます。

こういう人たちを文明力が高い人たちというのだと思います。

日本での活動

二〇〇五・一一・一二

現在日本に帰ってきて、ある活動をしています。

本年度、可能であれば海外で手術不能な女性の患者を日本に連れて帰って治療できないかと、今、ある病院に掛け合っています。

顔面の腫瘍の人ですが、最近は鼻血が止まらなくなってきています。今調整中ですが、私たちは多くの方々の支援やご寄付をいただいているので、可能であればそのような形でも、使わせてもらおうと思っています。

これから何段階ものステップを踏まなければなりませんが、私の力の及ぶ限りは努力したいと思っています。

病気を持つ人の苦しみは、その人、本人にしか分かりません。しかし、それをどこまで想像力を働かせ、あるいはどれほど肌で感じ取れるのか。そこが、医療者としての能力を問われるところだと思います。それが分かれば分かるほど、困難にぶつかっても再び立ち上がっていく力となります。

外国から患者を受け入れるということ

二〇〇五・一一・二三

外国から日本で患者を受け入れるということに関しては、さまざまな問題があります。

第一には金銭的な問題が関わってきます。疾患の種類、滞在期間、手術の難易度、関係者の人数、などなどさまざまな要因によっても左右されますが、基本的にはすべて順調に進んでも、日本で手術を行う場合、数百万円から一千万円はかかります。これをいかにしてまかなっていくか。

第二にビザ発給のための現地での手続き、第三に患者の国での協力体制、国によっては海外治療を認めない国もあります。第四には日本での病院等の協力体制など、日本社会の協力。その他さまざまな要因をすべて確実にクリアしていかねばなりません。

そのような海外からの受け入れを専門にやっているコーディネーターは日本にはおそらく存在しません。移植など特殊な分野のそれはあるかもしれませんが。

さまざまな経験を踏まえて、将来、このような分野も開拓していく必要がここ数十年の期間に限って、日本には必要になるかもしれません。

何かに噛まれた！

二〇〇五・一一・二〇

昨夜八時くらいに「何かに噛まれた！」と、十一歳の女の子が足をしばった状態で村人たちに運ばれてきました。

何に噛まれたのかは、暗くて分からなかったらしい。ある人は「そのものは飛ぶようにして逃げていった」またある人は「蛇ではないか」などなど。

この少女の足を観察してみると、何かに刺された跡は二ヵ所。すなわち二つの刺し針、あるいは牙があるものということになります。

この子は少し足がしびれる、と訴えています。少し腫れてもいます。しかし、足の色には変化がなく、噛まれた部位もとくにひどい出血とか組織の傷みもありませんでした。

ミャンマーは世界でいちばん蛇で死ぬ国ですが、ここら辺りは毒蛇はあまり多くはいません。さまざまな状況から、ムカデかあるいは毒性の弱い（ない）蛇による刺し傷と考え、いくつかの処置と、様子観察のための入院をさせました。

翌日、とくに状態の悪化はなく、足のしびれや腫れも退きましたので、退院の運びとなりました。

日本と違って、毒蛇で頻繁に命を落とす国では、暗闇で何に噛まれたのか分からない時は、本当に神経を使います。もし、初期診断を間違えば、子どもの場合、命を落とすことが多いからです。

慰霊のお茶会

二〇〇五・一一・二七

昨年からこのミャンマー（ビルマ）で第二次世界大戦中に亡くなった方々を慰霊するためのお茶会が、バガン・ティリピサヤ・サクラホテルで開かれています。今年も家族と共に参加させていただきました。

日本からお茶の先生も来られ、ミャンマーのお坊さんたちにお経をあげていただき、目前に広がる緩やかなイラワジの流れの中に、すべてが溶け込んでいくようでした。

過去をしっかりと受けとめることを、私は大切にしていますので、このような機会は決しておろそかにはしたくないと思っています。妻も幼いわが子も今回は出席し、共に六十年前に思いを馳せ、鎮魂してきました。とても素敵な二日間でした。

このままでは放っておけない

二〇〇五・一二・六

患者を日本へ、という事柄には多くのリスクがつきまといます。

そして、そのような子どもは途上国には無数にいて、お金もかかるし限《きり》もない現実があります。かつて、シンガポールで講演会をした時、ある人が私にこうした子どもがたくさんいると思うがどのようにして子どもを選び、またどのような対処をしているのか、という質問をもらいました。そのとき私は、はっきりとうまくは応えることができませんでした。

それからこの件に関しては、考え続け、今はこのように結論づけています。

患者決定をするための要素は、①患者の状態　②家族の対応　③私の状態　ひと言でいうと三者の調和度ということになります。

①は純粋に医学的に患者の状態を評価するということ、②は家族が本気でその子どもを救うためにやる覚悟があるかということ。とくに、③に関してはよくよく吟味したのですが、これは私の人生観をベースにした感情的な判断だということが分かりました。あえて言葉にすると、このままでは放っておけないという気持ちに近いような感情です。人間はすべてを理屈で割り切ることはできません。そして最後にもう一つ

重要な要素があります。

それは、日本で治療を断わられた場合、一か八かでも私が治療や手術に打って出る覚悟があるかということです。

患者とその家族にとっては私が最後の砦になるわけですから。

これがすべて整って初めて、患者を日本に連れて行こうということになるのだと思います。

患者の人生を長いスパンで

二〇〇五・一二・一〇

今回、私はある二十四歳の女性を連れ出す計画を立てていました。十年近く顔面の腫瘍で苦しんでおり、次第に変形もひどくなり長く人前に出られない状態でした。母親の後ろに隠れるその姿は、世間に怯《おび》える幼き子どものようです。この女性がどんなにかつらい時間を過ごしてきたかは想像に難くありません。

この女性の治療には多くの問題点がありました。一つはこの国で診断がつかなかったこと。検体でもはっきりした答えが出なかったために、治療が停止されていました。西洋医学の治療を受けられなくなったため、この国の伝統医療*を受けることにしました。しかし、結果は思わしくなく腫瘍は増大。悲嘆にくれる家族は、放射線治療を受けるべく決意し、顔面に放射線を当てますが、まもなく左目失明の危機に直面し、治療を断念しました。

こうしてこの女性と家族は、遠く六百キロの距離を動いて、私の元へやって来たのです。

私は今まで、さまざまな病気をその専門のいかんに関わらず、できる限り治療して来ました。しかし、今回はさすがに私の経験したことのない場所に腫瘍があります。これをどうしたらいいのか考え続けていたのです。

当初この患者の女性は耳鼻科領域の手術になると考えられていましたが、その後の顔面形成・経過状況を含め耳鼻科・形成外科・外科などの、どうやら少なくとも二科から三科にまたがりそうだということになり、とくに術後の顔面状態をある程度、正常に保つことが難しいことから、形成外科が日本での手術受け入れに反対したようです。結果、非常に悲しいことに受け入れは中止となってしまいました。

私は医師として、ある考えをもっています。

それは患者を治療する場合、その患者の過去・現在・未来を見て治療していくという考えです。今回の女性の場合、この人はこの病気を患《わずら》って十年近く、いったいどれほどの苦しみと悲しみを味わい、どんな偏見と戦ってきたのか。そしてそれを取り巻く家族たちはどのような想いで生きてきたのか？　途上国に生活する人々が最後の希望として日本のような先進国に行くことは、どのくらいたいへんなことで、そしてもしそれが不可能になったとき、患者にどのような未来が待っているのか？　それらを含め、判断し決定していくというのが、私の考えです。その点で、日本の形成外科医と見解のズレがあり、断念せざるを得ませんでした。

二〇〇五・一二・二六

夢を諦めるの？

雨期も明け、一番いい季節がやって来て、多くの観光客が訪れています。ところがなんと毎日雨の連続です。雨が降ると、患者さんもここにはアクセスしにくくなり確実に患者が減ります。雨の季節に湿っぽい話を一つ。

ここには多くの看護師さんたちがやって来ます。ここで長く私と共に活動したい人は、できれば一週間ほどこちらで働いて、その後、本格的に立候補してもらいます。

今度もそのような方が年明けから来る予定でしたが、なんと彼女が働く日本の病院が反対したそうです。理由はこの国の政治体制のこと、それから感染症の危険だそうです。

そして彼女は来るのをやめたという結論。私は誰も彼も無責任だと思っています。この国のこの政治体制の一体何がどれほど、どのように危険かも、どのような感染症がどのくらいのリスクで発生するかも誰も調べず、誰にも聞かず、ただ思い込みだけでそのように他人の人生に介入する病院側の人間たち。そしてそれを仕方ないといって諦めてしまう本人。病院の人間たちは、誰も彼女の人生の責任を取ってくれないのに。

時間は本当に大切だと思います。きょうやるべきことを何もしないで、今の自分の壁を越えられるはずがない。きょうを努力した人が明日新しい道を、さらなる可能性の道を進んでいけるという、ごく当たりまえの事実。

本当に自分の夢をそんなに簡単に諦めたり、延長したりできるのか？　私には考えられないし、ここで働くスタッフたちも、そのことに関しては多分私と同じ気持ちだと思う。夢があるから、その前のさまざまな障害は、結果的に些細《ささい》なことだったと後で思うようになる。

二〇〇五・一二・二九

途上国で迎える年末

今朝、病院に行く前にふと見上げた空は、日本の都会では決して見ることができない美しい青空でした。そこに溶け込む美しい川や山々が、そのコントラストで調和をとっています。

人間の幸せを、精神的な充足に求めるとしたら、電気も水も何もかも私たちにとっては不十分で不自由を感じているこの土地での生活は、逆に人間としての幸せをもたらしてくれる幸せの大地ということになります。

いつも、人としての幸せとは何なのか、ということを自問自答し続けている私にとって、この土地で与えられるさまざまな試練は決して不幸の源泉ではなく、むしろ当たり前の、そして本当の幸せとは何かを悟らせてくれる大いなる機会であると思っています。

＊ビルマ……一九八八年以前のミャンマーの国名。一九八八年、現在の政権への移行によってイギリスの植民地下の国名を改め、ミャンマーを正式名にした。第二次世界大戦当時の記述については、あえて当時の国名「ビルマ」を使用した。

＊伝統医療……さまざまな薬草を混ぜ合わせ、煎じて飲ませたり、患部に塗り込んだりするのが一般的。僧を中心にその方法が伝えられている。

第二章　途上国の子どもに自分は何ができるのか？

——ジャパンハートの活動

（二〇〇六・一～五）

未来のこと

二〇〇六・一・一六

時折、ジャパンハートの未来のことを考えます。十年後にも、この組織は残っているのだろうかと。

私は世の中に偶然はないと信じています。善因善果・悪因悪果であると。どんなことが起こっても、全部自分の蒔《ま》いた種だと認識しています。ですから、人のせいにはしません。

いつも、ジャパンハートはなぜ生まれたのだろうかと考えます。それには必ず理由があるはずだと。はっきりしたことはわかりませんが、この組織を創ることが、そしてジャパンハートという組織を使って世の中のために働くことが、私に与えられている天命なのだと認識しています。

極端な言い方かもしれませんが、この組織は神仏の造ったものであるから、尊いし人の力では壊せないと考えています。また、どのような人や動植物でも皆、神仏の造ったものであると。ですからそれぞれに尊いのだと。それが私が他者に接するときの基本のバックグラウンドになっています。しかし、私はキリスト教徒ではありませんから、今やっていることは神様のミッションとしてやっているとは考えません。

もちろん自分がやりたいからしているのですが、大きな宇宙のその無数の絡み合う縁の中で、多分私がそのように動かされているのかもしれません。知らず知らずのうちに私はそのように、因果の中で動いてしまっているのだと考えます。

しかし、神仏は私には何も強制はしてきません。そこここに注ぐ太陽のごとく、当たり前に、ごく当たり前にそこにあるだけです。

私は、自分の意思でやりたいと思い、誰にもほめられたいとも思わず、お金も何とかやっていけるだけあればいいと思い、淡々と動いています。

ただそれだけです。

そのため、お金も積極的に集めてはいません。ですが、活動するに足りるだけのお金は自然と集まってきます。ですから、私はそのために誰にも媚《こ》びなくてもすんでいます。

こんな不況の時代になんと幸せなことだと思います。

多分、ジャパンハートは過不足なく、すべてが回っていくはずです。それが天の采《さい》配《はい》だと思います。もし、何でも足りなかったり余ったりすれば、組織に澱《よど》みがあると考えます。ひいてはそれは私自身の澱みなのだと。

国際医療を行うということ

国際医療を行うことについての私の考えがあります。

多くの方々が、ここへ国際医療を志し、やって来ます。私はよく言うのです、「二年で正しいことが、十年というスパンで見たら正しいとは限らない」

また、「自分のやっていることにピークを作ることは、やがて終焉《しゅうえん》を生む」と。

私はよく、今の状況を次のようにたとえます。

私はこの国際医療という頂なき山を生涯上り続ける一登山者です。もし、私が人生の中でたった二年間上るだけならば、もっとペースを早めよう、きょう少しでも上に登ろうと考えるかもしれません。しかし、生涯登り続けるならば、ペースを乱さず、ゆっくり楽しみながら登りたいと考えるはずです。時には岩に腰掛け、野辺の花に心を動かし、鳥のさえずりに耳を澄まし、碧《あお》く美しい空に心を奪われることでしょう。

それは、ひと言で言うならば、今を楽しむ、ということになります。そして先を急がないことでしょう。何せ終わりなき旅をしているのですから。

そのような視点があるから、十年や二十年の時間軸の中で物事を捉え、そして医療

二〇〇六・一・二二

を展開できます。基本的に、私は数週間や一年程度、国際医療をした人と、私自身は表面的に同じことをしていても、まったく違った世界に住んでいるし、違った考えや感じ方をしていると思っています。

ですから、ここへ道を求めて来る多くの人に、この一年だけと思わず、生涯、何らかの形で関わり続けたほうがいいといっています。

そうすれば、少しでも見えない世界が見えてきます。それを見なければ、このようなことをする意味は半減すると思います。

二〇〇六・一・二六

母系型組織を創る

どのような型の組織を創るかとよく考えます。

しかし、考えなくても知らず知らずに、ある型になっています。

それはたとえ組織の長が男でも女でも、男系型組織構造です。

日本という国柄、その文化背景を思った時、やはり私は母系型組織こそ次の組織の型だと思うようになりました。日本の女性たちのポテンシャルの高さ、そして時代が押し出す女性の力、それを考えた時、あるいは感じた時、そのようにすべきなのだと思うに至りました。

今、多くの若き世代がここに集い始めています。

このジャパンハートは必ずや多くの「男系組織」を質で超えていきます。

そのようなことはここにいて、多くの若き世代に接していると当たり前に思えてきますし、完全なイメージも湧《わ》いてきます。後は現実が追いかけてくると思います。

そして多くの若いエネルギーがここから巣立ち、さまざまなところで活躍する日が楽しみです。そのための道を開いていきたい、そう思っています。

二〇〇六・一・二九

長期展望で行うためには

先日、私の留守中にイタリアで働くミャンマー人医師がやって来た時の話です。首都ヤンゴンで一番大きい外資系の病院で手術室を見学し、この慈善病院へもその後、やってきました。そしてこの病院を見た後、こう言ったそうです。「向こうは天国、こちらは地獄」。

それを聞いて、私はスタッフたちに次のように言ったのです。

もし私たちが日本と同じレベルの医療機材や資材を持ち込み、この病院を改造したらどうなるかを考えて下さい。ここに突出した医療施設をつくり、しかもどこよりも安い値段で医療を提供してごらん。たちどころにお金があるミャンマー人もないミャンマー人も集まってくるでしょう。

しかし、必ずや周りとのバランスを崩し、私たちはここから撤退するような羽目になる。そんなことは歴史が証明している。一週間程度やひと月程度なら問題にならないかもしれない。しかしずっとやっていくということは、うまくバランスをとるという作業が必要になってくるのだ。

私たちはたとえお金でいいものをこの国に持ち込む力があっても、それをしてはいけないのだ。あくまでもこの国の、しかもこの地域のレベルに合わせ、この地域の医者や病院が許す範囲のレベルに留めるという意識が必要だと思う。

私たちはただ自分が正しいと思うことを淡々とこなしていけばいい。長期的展望でやるということはそういうことなのだと。

二〇〇六・一・三一

国際医療を目指す人へ

ここに見学やボランティアに来たいという人たちに言っておきたいことがあります。

ここは私たちの生活の場であり、仕事場であり、なおかつ人生修養の場として機能しているということです。

ですから、ここへ訪れたい人は本気に道を求める人や、他人のために役に立ちたいと思っている人だけ来てもらいたいと思っています。

少し覗《のぞ》きに来るのは、私にとっては自分の家を少し覗きに来られているようなもので、ここで人生の一部を賭《と》して働く他の日本人たちにも、決して気持ちのいいことではないということです。

自分の都合だけでなく、まずは相手方のことを考えることが、ボランティアの基本だし、それができなければ人のためにも生きることは難しいことだと思います。独善でやったことは必ず違う問題を起こします。

ここへ来られる方々は、どうか本気になったときがその最適な時期です。その時期までお待ちください。

二〇〇六・二・八

途上国で働くこと

ここには多くの訪問者があります。

日本の僧侶や学生、社会人、シニアの方々などなど。

若い世代の人たちからは、よく質問されることがあります。共に過ごすうちに、「自分はどんなことができるのでしょう？」と聞かれます。また、「何をしたいかがよく分かりません」と。そして私は彼らと話します。

少なくとも十代のころの私は、人のために働きたいとは思っていました。でも何をどうしたらいいのかがよく分かりませんでした。そして十代の終わりごろ、そのために医師になると決めました。何をしたいかは少なくともはっきりしていました。人のために自分を生かしたいと思っていました。

この質問に答える前に、彼らの多くは世界を見てみたい、視野を広げたいと言ってここを訪れます。私はその言葉を聞いたときに必ず、口にはしませんが、次のように自分の心の中で言っています。

「ならば自分ひとりでやればいい。ここに来て忙しいスタッフの手をさらに煩わすのは、私にとってはつらいことです」

いつも考えてもらいたいことがあります。なぜ、自分の視野を広げたいのか。なぜ、多くの世界を見てみる必要があるのか、ということです。自分のためならば、誰にも迷惑をかけずにやればいい。静かにいろいろなところを廻り、見てみたらいい。お金を払い、旅行会社にでも頼み、ボランティアを経験させてもらえばいい。

でもここでやる必要があり、なぜ私たちがその機会を設けているかを考えてもらいたいと思います。彼らがもってくる「自分のため」という次元を超えて初めて「自分にどんなことができるか?」という段階にたどり着きます。そしてもう一度、
誰のためにか? 自分のためか? 他人のためか? 考えること。

それが大切でしょう。他人に迷惑をかけつつ、自分が成長しているなら、世の中にお返しをしてもらわないと困ります。自分の豊かさが自分からこぼれて他人を潤してもらわないと。十代の終わりには私は少なくとも今の私に会っていたら、次のように質問したことでしょう。

「私は世の中の困っている人や途上国の子どもたちのために、何ができるのでしょう?」

そして今の私はこう答えるはずです。

「心を込めて、そして本気でするなら、あなたがしたいと思うことは何でもすればいい」

「私はあなたを応援します」

できないことについて

二〇〇六・二・一一

誰にでも苦手なこと、できないことがあります。

私は何かなと考えると、やっぱり語学かなと最近よく思います。もう十年以上この国に関わっているのに、ミャンマー語が本当にできないのです。後から来た看護師さんたちは例外なく私を抜き、彼らに途中から通訳してもらったりしています。言葉はセンスなのか？　と考えていたとき、ふとあることを思いました。

いつも私は自分で、英語やミャンマー語がうまくないことを恥ずかしいと思っていました。しかし、それを恥ずかしいと思うのではなく、恥ずかしいと思わなくてはならないのは、英語を、ミャンマー語をうまくなるための努力をしていないことだと気づきました。

それ以後、四十を超えた今から、英語やミャンマー語を、昨日より今日、今日より明日、と少しずつ努力して行こうと決心してやっています。どうせどこまで行っても終わりなき山なら、ゆっくり楽しみながら一歩、一歩を上っていこう、それがなぜか最近の私の考えです。

婦人科の手術

二〇〇六・二・二二

私が今いる病院は、この国の有名な僧が建てたもので、仏教系慈善病院ですが、ここを使わせてもらって診療や治療をしています。大人も子どもも問題なく治療できるのですが、女性の病気は、分娩も含め、基本的には禁止になっています。それが仏教病院の方針だということでわれわれも従っています。

時にどうしても手術が必要な緊急事態や、お金がどうしてもなく、ほかの病院で治療を受けることができないケースだけ、特別に申請して許可をもらい、治療を行っています。

二日前は子宮外妊娠で千ccくらい出血をしていた女性を緊急手術し、きょうも大きな三十センチ（通常は七センチ）の巨大子宮筋腫の手術を行いました。

なかなか、外国で国際医療をするといっても国が違えば、宗教も歴史も環境もすべて違うのでたいへん難しいこともあります。

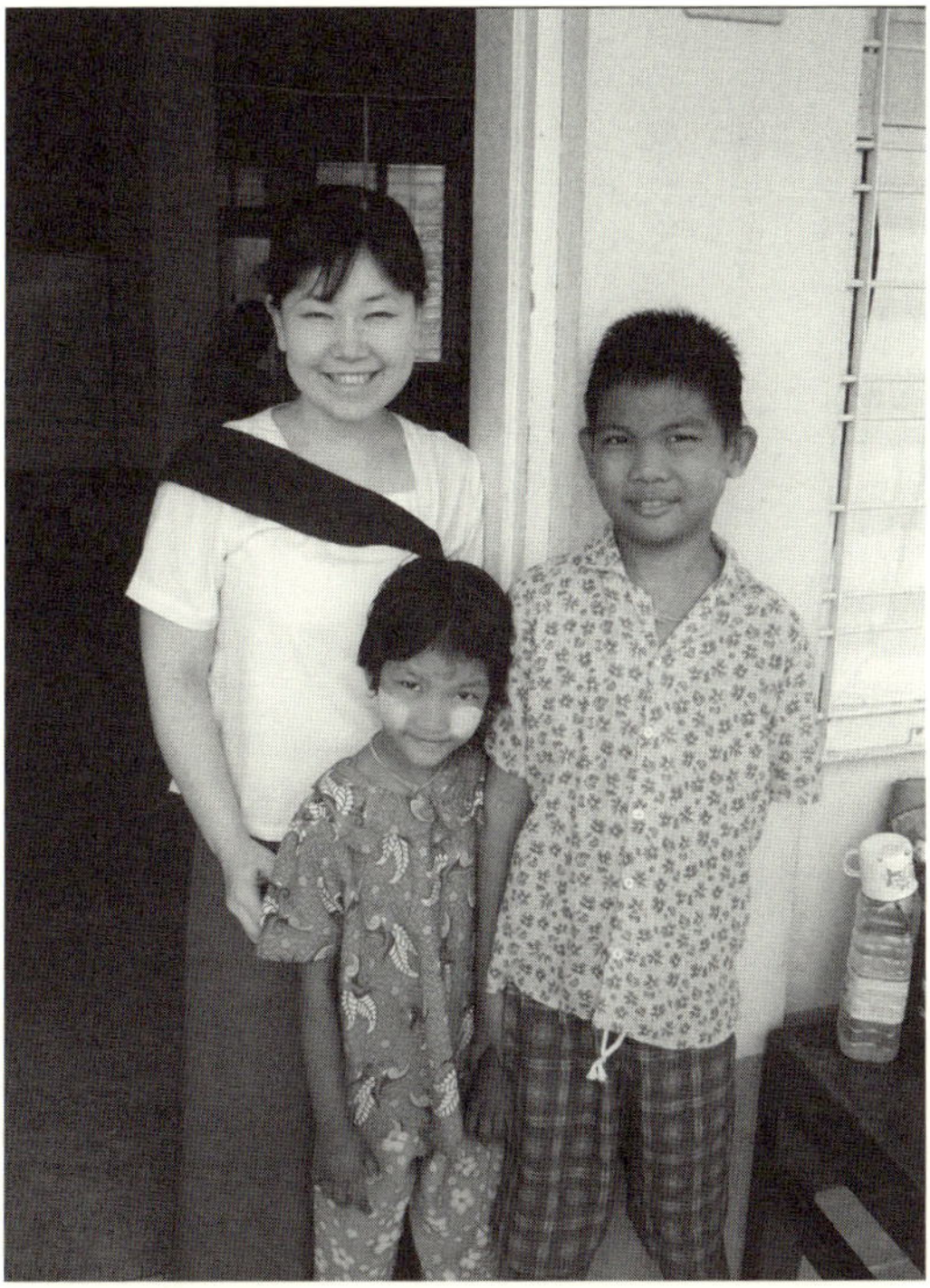

先天奇形の手術をした女の子と男の子。入院が長くなるとすぐに仲よしになる。看護師の制服は上が白でスカートが赤。まるで日の丸を背負っているようだ，と皆誇らしげだ

子どもの命の重さ——その1

二〇〇六・二・二三

日本にいる若い世代の人たちは、きっとこう信じて疑わないことだろう。

「人の命は平等だ」

しかし、私は断言する。そんなことはありえない。人の命は神仏の前では、平等ではあっても、われわれ人間の世界では平等に扱われることは困難なのだ。

きょう今から、肝臓の下の胆汁が流れる総胆管というところに大きな結石が詰まって苦しんでいる十二歳の女の子の手術をします。毎日、激痛に耐えています。

このままほっておけば、膵炎《すいえん》や感染を起こして、あるいは肝硬変で亡くなります。

私たちには人手が不足しており、あるいは医療機器の不十分さも手伝い、大きな麻酔を必要とする手術が難しい状況にあります。私は無理して手術はできないこともないが、やはり十分な設備を持ったところでやったほうがいいと考え悩んだ末、この両親にそのようにしてはどうかと伝えました。

しかし、そのためには最低でも日本円で三万円の費用が要ります。恐らく五万円や七万円はかかるのだろうと思います。それが分かっているからこの子も両親も私のところにたずねてきたのだということです。ここに来る多くの人たちが、そうであることを今さらながら思い知らされます。

この家族にはそんなお金はどこをどう叩いても出せないのです。このまま死を待つか、私たちに運命を預けるかどちらかなのです。私は両親に次のように言いました。「ここで手術をすれば、命のリスクは高くなりますよ」両親はこう答えました。「ダメならば……諦めるしかない。助かるように頑張ってください」

ないものを数え上げればキリがなし、あるものを数えてみれば片手で足りる。

私のいつもの口癖です。再び天命が私に下ったのでしょう。

　静かなる河ものほとり　見上げたる　異国の山間に　昇る日ノ本

今から行ってきます。

子どもの命の重さ―その2

二〇〇六・二・二五

手術用ベッドに寝かされた十二歳の少女は、痛みに耐えながら静かに上を向いていました。ゆっくり腰から麻酔薬が注入され、その後、血管麻酔薬が打たれました。たいへんな手術になりました。

五時間を超えた手術の末、ようやくこの少女の運命が死から生へその舵《かじ》を切り返しました。大きな石が総胆管を圧迫し、胆嚢《たんのう》も閉鎖していました。生まれつきこの肝臓から出ている管が、膵臓から出ている管も合わせて異常であり、それに貧血を起こす病気も抱えているようです。この管も激しい炎症が起こったために癒着が激しく、なかなかたいへんな手術でした。

途中二時間を過ぎた辺りで、腰から打った麻酔が切れ、ガス麻酔に切り替えました。これはつい数日前、東大阪中央ロータリークラブが寄贈してくれたものでした。

本来、このような手術は呼吸をはじめ筋肉の動きを止めてやるべきものですが、私たちは人手の関係でそれができないので、はじめから腰からの麻酔を選択していました。しかし、手術が予想以上に困難だったために仕方なくガス麻酔を使い、呼吸は止めずに意識と痛みのみをとるという方法で手術を続けました。

総胆管という肝臓からの管を切り開き、続いて十二指腸を切り開き、最後に胃に穴を開け、内側からお腹の壁に縫いつけました。肝臓から十二指腸、そして胃へと細いチューブを通して、お腹の外に胆汁という消化液を導いていきます。

今、手術後四日目、この少女は元気です。今さらながら、一人の人間の命を助けるという作業はたいへんなものだと感じています。

子どもの命の重さ——その後

二〇〇六・三・一一

この子どもはその後、手術で縫った胆管がうまくつかず、再度、手術をし、縫い直しました。また、傷口にひどい感染を起こしていました。私はその二度目の手術の翌日、日本へさまざまな予定を抱いて出発しました。

そして、現地からの報告では今は、元気になってご飯を取り、家族も含め皆、安心しているようです。人の命をたった一人でも救うというのは、じつにたいへんなことなのだと思いました。

そんなに普通の人間が人の命を簡単に救えるはずがない。いつも、もっと自分の実力を知り、謙虚になれと天の声がします。（写真71ページ上　手術の跡が生々しく残るが笑顔を見せる）

日本から帰ってきたら

二〇〇六・三・一七

以前、報告した女の子は今日見るとすっかり元気になっていました。毎日ゲームをしているらしい。両親もたいへん喜んでいました。幸せそうでした。

いい感じです。

そういえば、以前ここに来ていた医学生がその子のためにと二万円置いていきました。全額この子のために使わせてもらいました。また、この手術の数日前に東大阪中央ロータリークラブから麻酔器が寄付されました。そしてこの子の手術が行えました。人の善意の連鎖がしっかり一人の少女の命を守りました。きっとこの子がまた将来子どもを生み、またその子どもの子孫をつなぎ、ずっと命がつながっていくと思います。

まとめの時期

二〇〇六・三・二〇

現在、サガインに帰ってきて再び慌しく働いていますが、毎日多くの患者の治療をやっています。

四月はスタッフが大きく入れ替わる時期ですから、ミャンマーの四月の水祭りを境にしていったん活動を休止し、水祭り明けに再び新規スタッフがこちらに入ってきます。

そのため大きな手術を要するようなものは特別な場合を除き、三月いっぱいで終わりになります。

遠くの患者たちはそのような事情はほとんど知らない、あるいは多分いったん帰るということを知っている人もいるらしいのですが、最近はどんどんここにやって来ているようです。私としては休んだり始めたりしながら、ペースとリズムを守りやっていきたいなと思っています。

いくら環境が変化しても、ゆっくり動いて十分間に合うという、そんな人生でありたいと思っています。

ここに来ていた日本人スタッフにとっては、いよいよ大詰め、彼ら自身にとってはまとめの時期に入ります。

それぞれどのようなまとめに向かって行くのか高みの見物です。

二〇〇六・三・二三

喜びも悲しみも

人の世の常とはいえ、喜びがあれば悲しみもあります。

きょうも一人、おそらく食道の静脈瘤による吐血が起こり、朝から患者をマンダレーにある大きな病院に搬送しました。

もともとは肝膿瘍《のうよう》という肝臓に膿《うみ》の溜まる病気の治療で入院していたのですが、もともと基礎疾患として静脈瘤を持っていることは予想していました。

患者はおそらく金銭的問題もあってここにいて治療を続けることを懇願していましたが、残念ながらここには治療をするための胃カメラも薬もありません。

今後、彼がどのようになるかは不明です。

毎日多くの患者たちがここで治療を終えていきます。

一方で私たちには、当然すべての病気を治せるわけもなく、人的・金銭的資源も無尽蔵にあるわけでなく、という分かりきった現実があります。

多くの治療不能の患者の背中を見送ってきました。

それは少し寂しげな、ある意味、敗北感すら感じるような心持ちです。

限られた環境の中で、どこまで自分の人生をかけて挑み続けることができるのか、日々その連続です。

きょうも、そして明日もまた続いていきます。

長期で医療を行うということ、それは喜びも悲しみも同等に背負い込むということだと思います。

奇形腫の子ども

二〇〇六・三・二四

きょうは先天異常の仙尾部奇形腫の手術を行いました。腫瘍の重さはおそらく五百グラムから七百グラム位です。患者は三歳の女の子です。遠いところからこの子もやってきました。

この腫瘍はお尻の仙骨や尾骨の辺りから出た巨大な腫瘍です。よく悪性化した腫瘍になり、時に命を失います。

私たちもようやく体制を整えて、腫瘍を取ることができました。もちろん家族はその性質をまったく理解はしていませんでしたが、その形態の醜さやそこから出てきている膿のような液体に悩まされながらここまできたのだと思います。

何もはっきりは分かっていないようなこの子が、これからは命の心配もすることなく生きていけるということは、とてもいいことのように思います。

この子は将来、誰に治してもらったかも分からず、私たちも感謝もされず。それがとてもいい。私はいつもそんな生き方がいいのだと思っています。たとえどんないいことをしても感謝されない、そんなことも期待しない。

ただ自分の心が、正しいと信じることだからやる。そんな生き方がいい。

奇跡の星

二〇〇六・三・二五

「子どもの命の重さ」の項目で報告した胆道の結石の女の子が、今朝《けさ》、退院して行きました。

きのうの夜、病院を歩いていると遠くから大きな声で挨拶する声が聞こえました。振り返ると、この子と母親がこちらを向いて笑っていました。

遠くから簡単に返事をして立ち去りました。

この子は奇跡の星のもとに生まれているのだなと思います。あのタイミングでここに来なければ。あのタイミングで麻酔の機械が来なければ……。

さまざまなタイミングがそろって起こった奇跡なのだと思います。

すべてのことは必然かもしれない。私はそう信じていますが、大きな流れの中で、私もこの子も、ここのスタッフも皆が流されそして動かされ、この子がきょう帰って行きました。

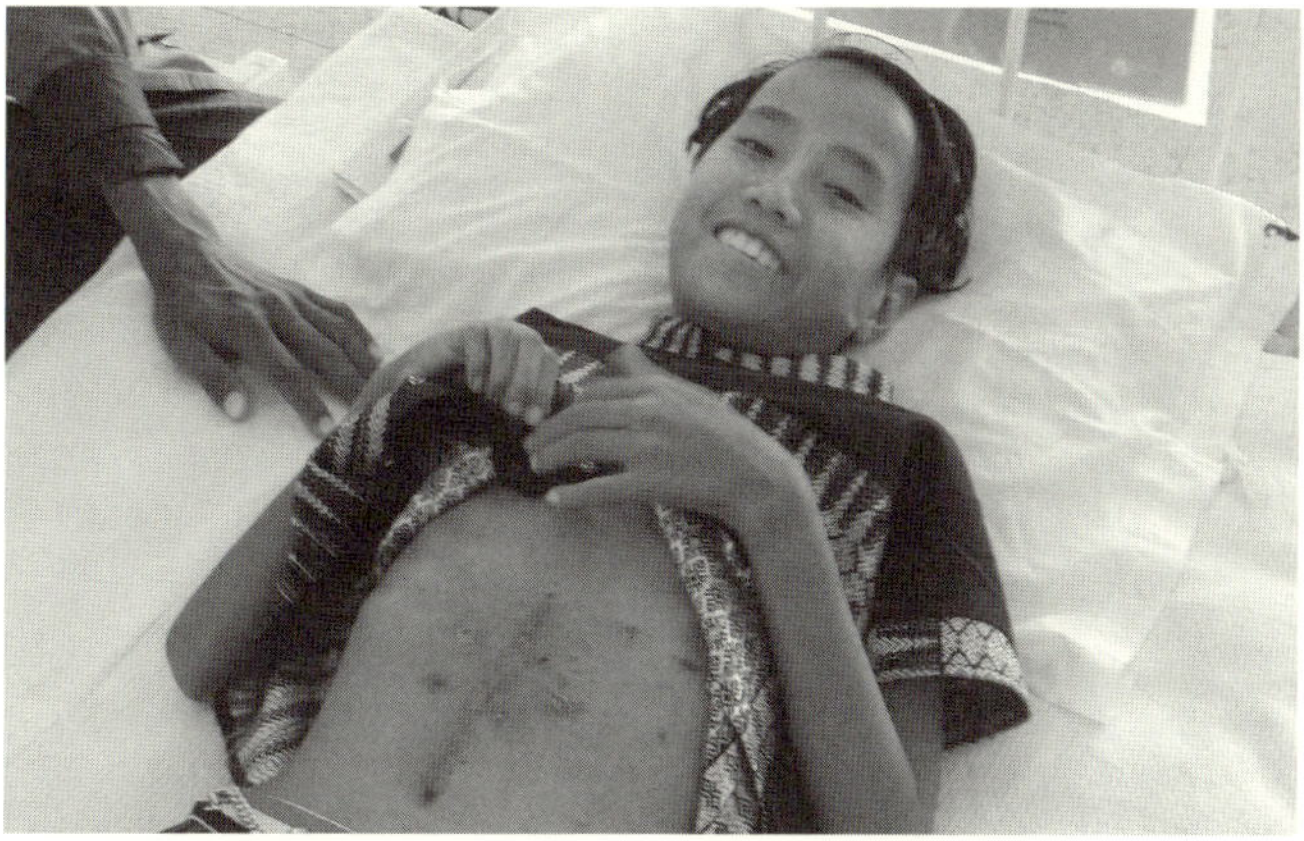

リスクの高い手術を乗りこえて少し元気を取りもどした子

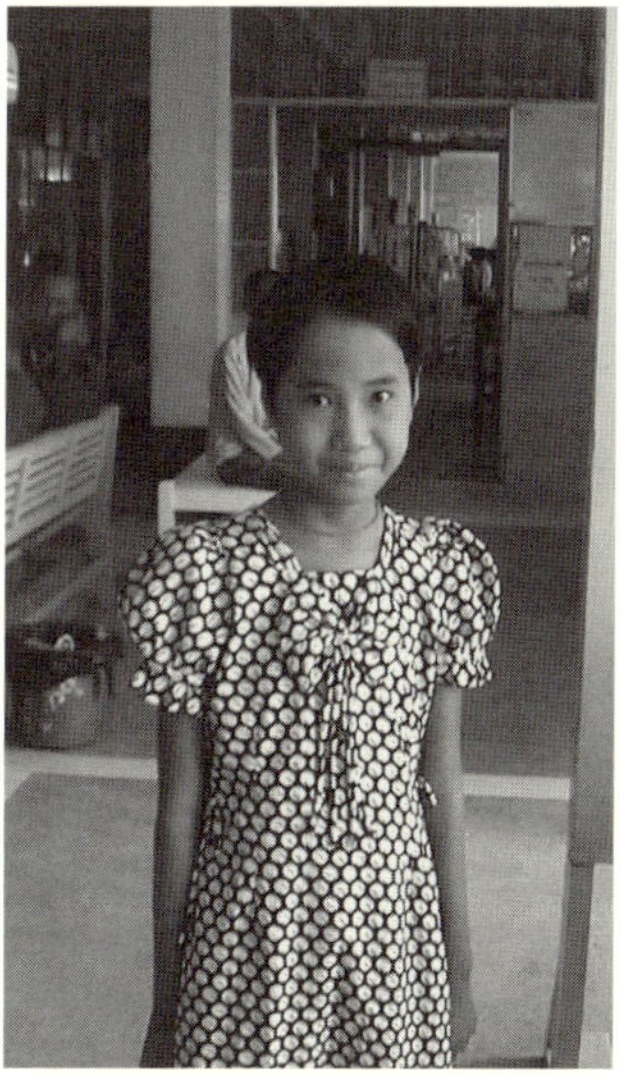

退院していく「奇跡の星」の女の子

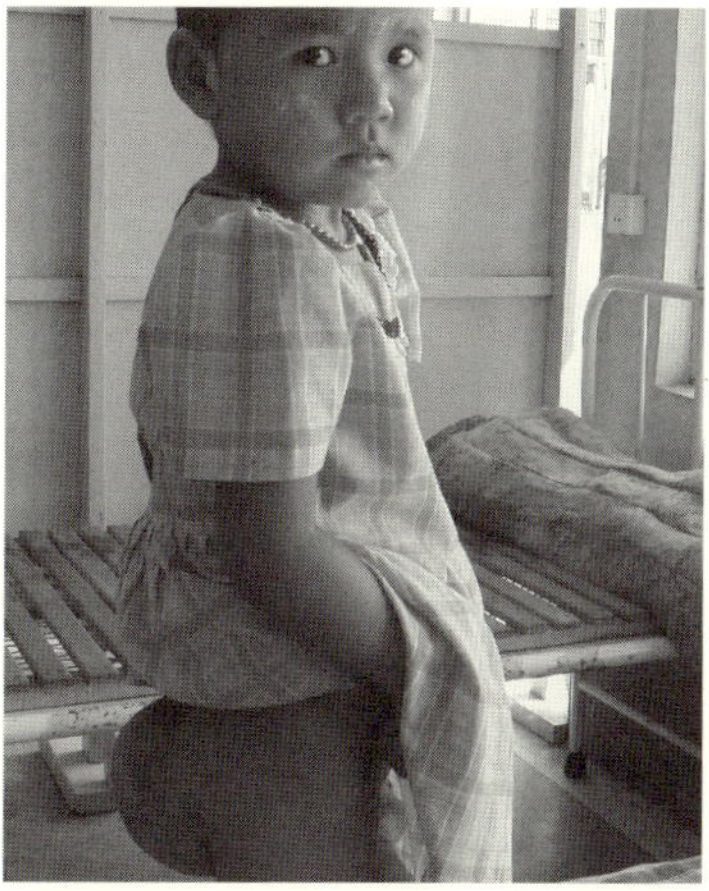

「奇形腫の子ども」お尻に巨大な腫瘍がある

効率論はなじまない

二〇〇六・三・三〇

ゆっくり歩いていきたい。いつも考えている。

外見のことはどうでもいいのだ。外見の豊かさは、表面的な喜びに関係することが多いが、本質的な喜びには心の用い方さえ間違わなければ、さして影響を及ぼすものではない、と信じている。

私がここで何万人もの人を助け、勇気づけても、その数が多ければ、私自身の人生が直接豊かになるわけではない。たった一人でも私自身の人生は豊かになりうる。他人の人生を豊かにしても、自分の人生が豊かでなければ、私は自分の人生を全《まっと》うしたことにならない。私が生きられる人生はたった一つ。この人生のみである。

だからスタッフには、数に溺《おぼ》れたり、踊ったりするなと言っている。

少なくとも日本人には本来、働くことはそれ自体、人間形成の大きな手段であるから、数に踊らされないで、日々大切に働けと説いている。

効率論で、このような活動に関わっている人は多いが、私には馴染まない。

そのような人たちの生き方や考えは尊重しても、同意はしない。

この人生をいかに豊かに全うするか、そればかり考えている。

マザー・テレサのこと

二〇〇六・三・三一

マザー・テレサがどうして多くの人の心を打ったのか、を考えてみる。

彼女がしたことは、莫大な規模でもなければ、多くの人の命を救ったわけでもない。むしろ近い将来、死に行く人たちを見送っただけではないのか。

しかし、彼女の人生は豊かだった、と私は推測している。彼女の生き方は、効率論からは大きく逸脱している。人の人生は本来、効率論では矛盾を起こす。

だから、私のしている活動は、国際協力や国際医療という分野の範疇《はんちゅう》には入らないといってくれる人もいる。それが心地よい。

私はむしろもっと、精神的な活動だと思っている。

ここに来る人たちにもある意味、それを私は強要している。型に当てはめるのは、またすごく価値あることだと思う。

窮屈な環境があって初めて、人は真の自由を認識できる。

来る人あらば、また去る人あり

二〇〇六・四・一

約一年間ここで働いていた高橋医師とその妻で看護師の雅代さん、そして彼らの子どもリキ君がきょう、ここを旅立って行きました。

この一年、彼らはどのような時間を過ごしたことでしょう？ そして私との出会い、ミャンマーやそこで暮らす人々の出会いが彼らの何を変えたのでしょうか？

何事にも〝さなぎ〟のような、いわゆる incubation period というものがあると思います。

彼らのここでの経験が、彼らの中にゆっくり沈み、そして血肉になるのにはまだ数年の時間がかかるでしょうが、必ずや彼らはここでのさまざまな経験から、人としての大きなまさに正道にその歩みを近づけることになると思います。

今年もまた多くの人がここに歩み来て、また多くの人が過ぎ去っていく。

巡りくる季節のように、新たなる歳を重ねていきます。

去る人が　落とせし種をながめつつ　また咲き来る春の　新しき人

一時帰国

二〇〇六・四・三

長い間続けていこうという活動なので、先を焦らず、日本人たちの状況も加味し、ミャンマー人の状況も加味し、すべてバランスを整えながらやっていきたい、そう思っています。

小さな無理を重ねると、やがて将来の大きな障害となります。

人の体や人生と同じ。組織も人が集まりできたものであるならば、そう考え、短い間ですがいったん休ませます。

後数日、病院に残る患者たちをすべて退院させ終わったら、われわれもここからヤンゴンに上がっていきます。

直線的に生きてみる

二〇〇六・四・七

とにかくまじめにやる。それが大切だと思っている。

ここに来る多くの若い世代は、日ごろお世辞にも緊張する生活を送っているとは思えない。会ってみても、溢れくる緊張感が伝わってこない。それが、すなわち日本という国の、生き写しだと思う。若者はその国の鏡である。

だれた生活からは、人の心を打つようなものは生まれにくい。一見だれているように見えても、研ぎ澄まされた感性を宿していないとダメだ。若いうちはゆるみという状態から鋭さを生み出すことはできない。

歳を重ね、経験を重ねることによってこのゆるみがいわゆる、ためになりより大きな鋭さを生み出す。

だから若いうちはとにかくまじめに、直線的に生きてみることが大切だと思う。時期が来れば、やがて生き方が弧を描けるようになり、人としてのうまみが出てくる。

私は今でも直線的に行き過ぎて、人から疎まれることが多い。

まだまだ、未熟なのだと思う。

若い人は私よりもっと直線的な生き方をしてもらいたい、と思っている。

あっという間に十年くらいは過ぎていく。

進むかどうか

二〇〇六・四・一五

今、この国（ミャンマー）は非常な制限体制をしいている。政治にはまったく関与しないと決めているわれわれにも、その影響は大きくのしかかっている。多くの外国の団体、国連なども入国制限のために入国できないような、また活動制限を強いられている。

多くの組織が規模を縮小あるいは停滞させている。ひどいところはこの国から撤退していく。

効率論からいうと、他の国に行った方が遥かにいいのかもしれない。

新しい派遣者の入国許可がなかなか取れない状態が一方でわれわれにもある。なぜ、ここでやるのかという意味を知っているかどうかに、かかっている。

私たちは何でもスムーズに進むことをイメージし理想としているが、いつもそんなにうまくいく必要はない。

今年の派遣予定者には少し申し訳ないが、私にとってはうまくいっている時もそうでない時も最近では同様に楽しいと感じる。そのために働くスタッフがつらい思いをしているのを間近で見ているが、どうしてもこの状態を楽しんでしまう。

このような状態はたとえば、表面的には一方で私やこの国の環境であるが、もう一方では派遣者自身の問題であると思っている。

許可が取れないというのは、天が彼らにその許可を出していないと見ることもできる。彼らの心が、まだまだ自分の中にのみ留まっていて、この国の人たちのためにという思いが不足している。天を説得するにはその両方がいる。自分の幸せと他人の幸せ。その両方が満たされたとき天運が味方する。

すべてが自分の責任

二〇〇六・四・二五

今日本に帰り、四月下旬からスタートする活動のためのさまざまな準備をしています。

昨日、従兄弟《いとこ》がおしりにできた良性腫瘍をとった後が思わしくないといって、夜中におばさんに連れられてやって来ました。二週間以上前に手術をしたが傷が治らず、激しく浸出液が出て、大きな空洞がお尻の脇にでき、ガーゼがそこに突っ込まれていました。

現在かかっている医者が、手術をした病院の医師について「この手術はなめてやるべきでないのに、若い医者がやったのだろう」とか言ったそうです。傷が治らないのと痛みがあるのと、何か怖い病気ではないかという心配もあって、本人は文句ばっかり言っている、とおばさんが言います。

私の前でもそんな感じでした。私はしかし、病気に関してはいつもほとんど自分が原因だと考える人間です。日ごろの生活から、考え方、人間関係、身をおく環境、食べ物、遺伝、免疫力、自分が選んだ医者、病院選択にいたるまで、普通は誰にも強制されずに自分で選択しているからです。医者や病院を他人がすすめたからといって他人のせいにしてはいけません。自分で決めたのですから。

総じて経験的にいうと、あくまで個人的な経験ですが、自分で責任を引き受けない人は問題が起こりやすいし、起こった後もスムーズにいかないように思います。

そしてそうするうちにあきらめて、自分の生活も間違っていたのかな、と考え始める時期に一致して、病気が治りだしたりすることも多いように思います。

そこで、今回、従兄弟に次のように言いました。

「この状況は、とくに怖い病気だから起こっているわけではない。しかしひどい感染を起こしているので時間はかなりかかる。その医者が手術するとき、もう少し感染を警戒しておいたほうが私はよかったと思うが、今の医者が言うように、若い医者でなく、ベテランがやっても十分この状況は起こりえる。それより自分の生活一般を反省したほうがいいよ。もっと腫瘍が小さい時期、もう二年以上も前に私は手術をすすめたね。それでも自分の責任で行かなかった。恐怖心は理解するけれども。だからどんどん大きくなってお尻の穴に傷が近づいて、菌が感染を起こしやすいようになってしまったということ。だから半分は自分の責任だよ。ましてや同じ手術をしても起こさないような人もいるということは、君の免疫力にこの感染が依存する部分も多いのだよ」

人は自分で責任を引き受けるには勇気がいるのだと思います。すべて自分の責任と考える人間のみが、より深く自分を知ることができると思います。

二〇〇六・五・四

変化を読みとる

何ごとにつけこの〝変化を読む〟という事柄を意識している。何ごとにも流れがあるという前提に物事を判断するようにしている。その流れの延長線上で、一気に変化を直観で読み取る。

たとえば、近い将来、この人ともめることになるとか、この店はつぶれてしまうとか、この人は病気になるだろうとか、そういうことも分かるような気がする。

自分自身のこともそうで、朝起きて小さなリズムの違いを読み取る。それは枕の位置の微妙な違いかもしれない。聞こえてくる鳥のさえずりの変化かもしれない。しかし、読み取る。そして意識して、リズムを整えていく。少しずつ整える。小さなリズムの乱れの重なりが大きな損失をもたらす。小さな乱れのうちに修正してしまう。

きょう、車で走っていると、事故に出くわした。軽自動車の車両は大きく破損し、救急隊員たちが運転席から女性を運び出そうとしていた。すでに女性の意識はないように見えた。もし、私が彼女であったなら、今朝、小さな変化からそのことを予見できただろうか。不安は残る。

しかし、私は心でも深い意識で決心していることがある。

私は多くの人々のために役に立ち、そして家族を幸せにし、周りの人たちを幸せにしていきたい。だからこそ、変化を読む術を身につけなければならない。

そして、再び煙の向こうから満たされた自分が現れる。すると、いつも幸せでいられる。

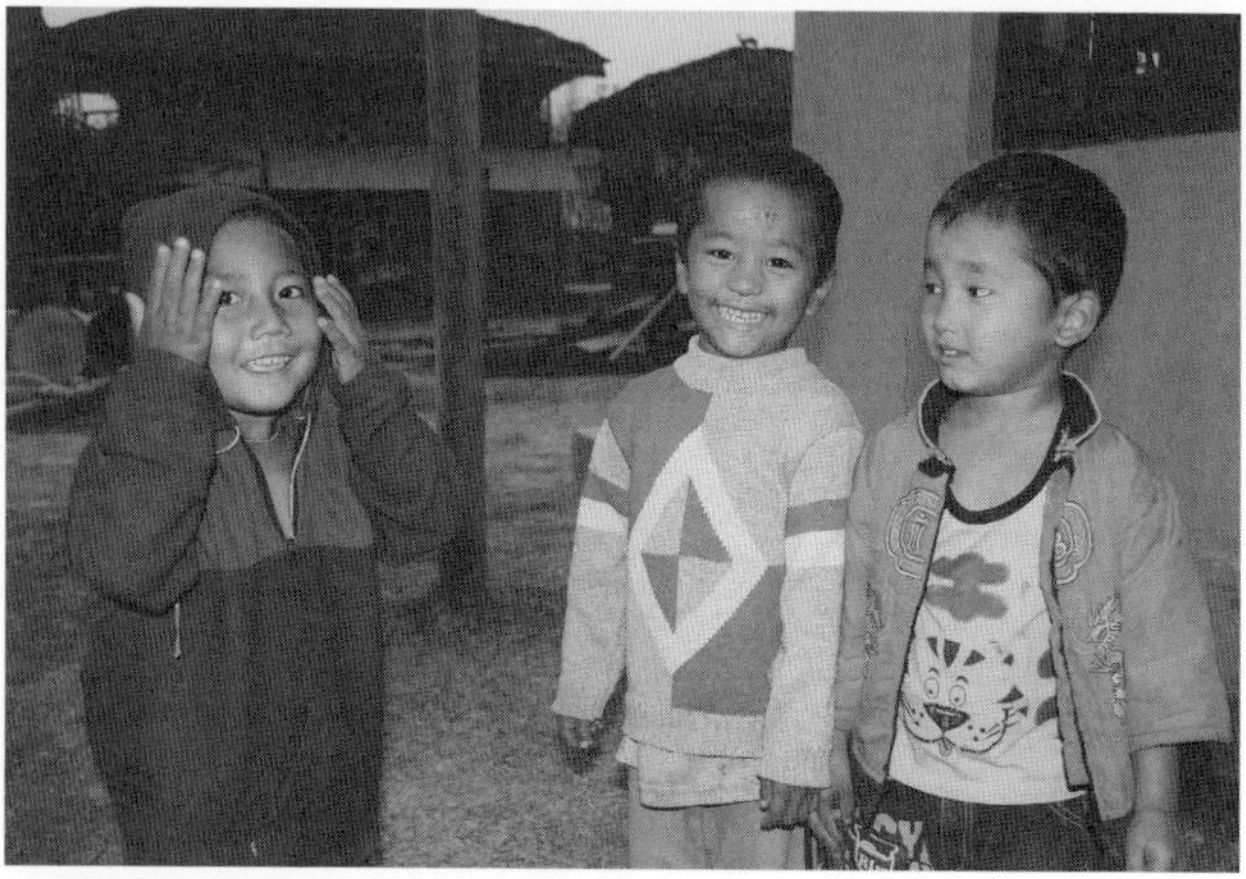

診療所によく遊びにくる近所の子どもたち。ジャパンハートが村人に受け入れられている証しだ。だから，診療の先に村人の生活があると再認識する

第三章　現地医師との軋轢《あつれき》の中で

――イラワジ川の濁りに気づかされること

（二〇〇六・六～一二）

人生には「時期」がある

二〇〇六・六・四

二〇〇六年度の新しい活動が始まりました。新規の長期派遣者が多くやって来ています。今年は看護師八名が常駐予定です。それに短期の看護師たちを加えて賑《にぎ》やかになりつつあります。医師はミャンマー人が二〜三名常駐しています。

日本からは、今年は長期の受け入れを社会的な情勢を見つつ保留にしています。来年から再開予定です。

多くの医師や看護師の応募がありますが、どの人にも本気でやりたい人には道を開いてあげたいという思いがあります。そのせいで今年は八名も看護師が常駐する結果となりました。

今やジャパンハートの名前は広がり、多くの人たちの支援とその名前の浸透が少しずつ影響力を持ってきていると認識しています。その流れは少なくとも数年は加速していきます。

できる限り、あとに続く人に道を造りたい。組織の規模や名前を広める意味はそのためにこそあるのだと考えています。人生には時期があり、それをはずしてしまうと二度とチャンスは来ないかもしれない。

だからその機会をぜひ皆に示してあげたいと思っています。目的もなく、あるいはとっぴな目的のために、単に組織の規模や名誉を求めるやり方は、十年前に終わっているのです。

二〇〇六・六・六

現地医師との軋轢《あつれき》

ここへ来て三年目、三年間繰り返しているパターンがあります。

ここの病院で働いている現地人医師は、だいたいが定年後、勤めに来るため六十歳を過ぎています。辞める前はほとんど病院の管理職を何年もやっていて、長い間臨床医療から離れています。そしてここへ来て再び再出発というわけです。

そこに日本人がいるわけです。しかも手術までしてしまう。患者が押し寄せる……日本人に、という構図です。そこで必ず彼らの不満が生まれます。

次に、外国人が診る前に自分たちが診なければならない、ということになり、手術はあまりできなくても、自分は手術ができる、何でもすると言い張り、やってしまいます。

そして今度は患者たちが怒り出します。どうして日本人に診てもらえないのか、どうして日本人に手術してもらえないのか、ということです。

現地の医師は、俺たちだって充分何でもできるのだ、と言い張ります。そしていろいろなところ、病院のスタッフ、管理委員会、僧侶まで巻き込んでいつものようにごたごたし出し、その医師が辞めていくというパターン。今回は三年目、例によっていつものパターンが始まりました。

私はまあ、日本人がやっても現地人がやってもどちらでもいいのです。要は、患者たちが求めれば、そのようにするという具合です。

個人的には現地人医師に対しては、六十歳を過ぎてそこまで見栄を張らなくてもいいのではと思っていますが。できることをある程度して、うまく全体を調整していくのがその年代の仕事だと思いますが、どうも……。どこの国でも同じですかね。

ここに外国で長期に医療を行う難しさがあります。どうすり合わせるか。どうお互いの、患者を含む三者のバランスをとるかが問題となります。

ですから、短期の医療援助や緊急救援と違って単に効率論では片づかない、きわめて非効率な人間の心の問題が絡んできます。

イラワジ川の濁り

二〇〇六・六・八

今年も雨季がやって来て、川が増水し、水が濁りはじめました。今は黄色に茶色を混ぜたような色に完全に変色しています。

短期でも日本に帰国し、人に会ったり講演したりして日本の中で暮らしていると、だんだん自分が増上慢《ぞうじょうまん》になってきてしまうことに気づく。

だから私はここへ帰って来る。ここへ帰って来て、自分の身のほどを知る。

ちっぽけな自分を認識する。情けない自分を認識する。多くの人に助けてもらわねばやれない自分を感じる。

もう二十歳や三十歳の若い世代には敵わない自分を恥じる。

だから、いつも中道に、正道に自分を引き戻せるのだと思っている。

日本にいて地位を得て、どんなに威張っていても私には魅力的なものではない。

私と同じ世界にも、そんな人たちもいるが気の毒だとさえ思っている。

ここに戻り、濁った川の水を浴びたその時に、私は己の身のほどを知る。

今の限界を超える

二〇〇六・六・一九

今までたくさんの人をこのような国に迎えやってきてみると、皆、時間は違えども同じようになります。

普段は日本の豊かさのなかで幾重にも包まれているベールを剝《は》ぎ取って、自分の本心が、それは自分の弱さであり、未熟さであり、汚さであり、ずるさであるわけですが、それらが意識の表面に浮上してきます。

自分は他人に寛容で、優しく、人類愛に満ち、奉仕の心を持ったたいした人間だという傲慢さが一気に吹き飛ばされます。

こんなにも自分は弱く、だめな人間なのかと、イヤでも思い知らされます。また、他人の言動にとても腹が立つ。いつも最初に自分に利益を誘導したい。いつも楽をしていたい。たまにはゆっくりと休んでみたい。そんなさまざまなことが認識されていきます。

人は自分の弱さを認識しない限り、それを修正したり変えたりできないものです。認識することによって自分の一部から分離させることができるからです。それをつねに心がけ、治す試みをし、初めて修正、改革されていきます。

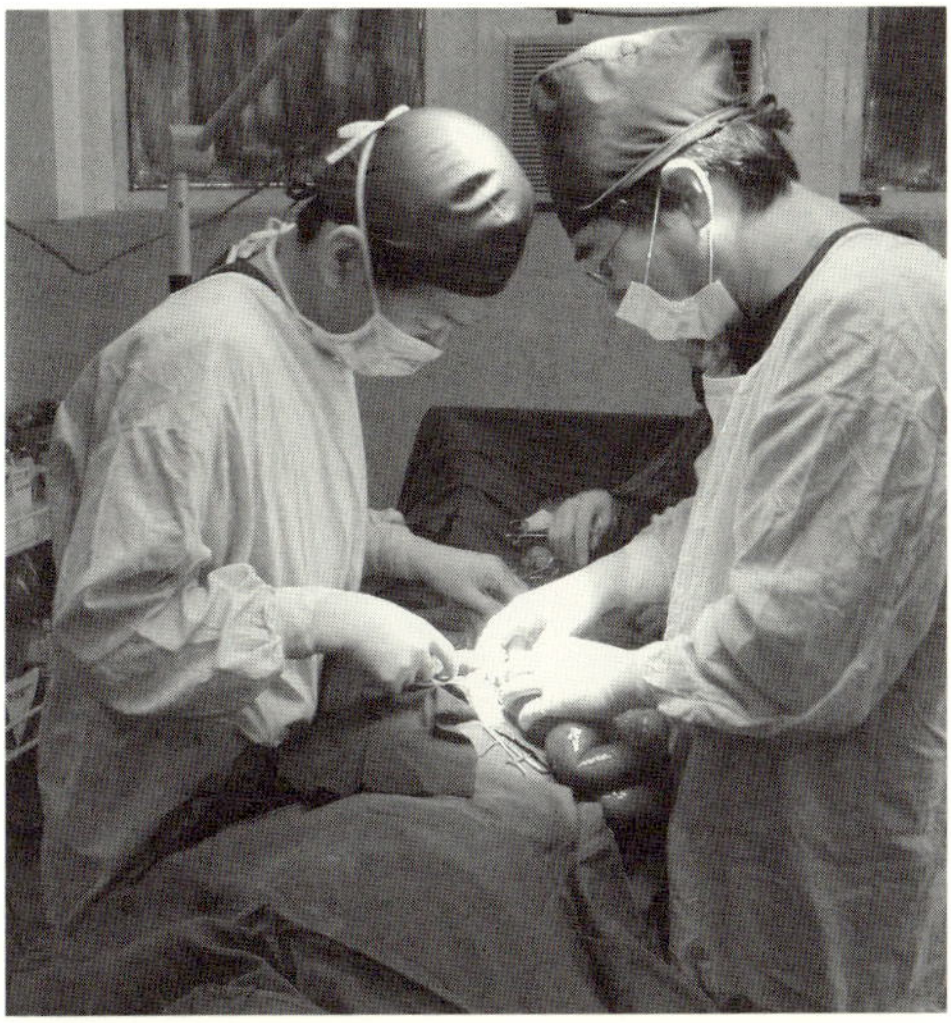

手術中の著者（右側）

そしてこの能力は、経験的には訓練によって修正可能で、最終的には自己の精神的能力・心の力は伸びていくものです。

ここに訪れ、長期で私の元で研修する人たちは、一年もすると別人になります。今の心の限界を突破し、能力を伸ばし、なおかつ自分の弱さを知るからです。今は産みの苦しみの時期なのでしょう。

二〇〇六・六・二三

戦場のような

毎日夜中の十二時過ぎまで手術が続いています。

まるで戦場にいるような状況になっています。一年に何度かこのような激しい時期がやって来ます。

一週間で五十~六十件ペースで手術をこなします。病気もさまざまです。

このための準備は薬の調達もたいへんですが、何とかやっています。早くこのような状況が過ぎてくれないかなと思いながら、過ごしていますが。

それでもたいへんなので、むしろ何も考えないようにしようと心がけています。

ある程度まではいろいろ考えてやると何とかなるのですが、限界を超えてくると後は黙々と、ただ黙々と山を登るようにやるしかないという感じです。

目の前に寝かされた患者がいて、手術が始まる。後はただ、リズムに乗って流れるように動き、そして最後まで終わってしまう、その間、ほとんど時間の感覚を消失し、心地よい疲れとともにすんでしまうという感じです。

二〇〇六・七・五

発熱の少女

六日間高い発熱が続いた少女がやって来た。衰弱していた。症状は熱以外にまったくなし。かすかにお腹が痛むらしい。

いったい何の熱なのか？　超音波をしてみる。かすかに腹水が溜まっている。肝臓や腎臓や脾臓は問題ない。胆嚢《たんのう》に薄い砂のような胆砂が確認できる。十二指腸がかすかにむくんでいる。潰瘍はないようだ。お腹のレントゲンを撮る。大きな情報はない。腸閉塞もない。超音波の所見と同じだ。

ここの血液検査は全く当てにならないので、しても仕方ないからしない。

これだけの所見からいろいろな病気を想像してみる。

そこで思考は止まる。

あとは私の経験が頼りになる。この土地の病気を知っていることと、日本も含め十五年間、子どもを診てきた経験だけが頼りだ。

病気を定め、一つの薬を選択した。四日後、熱はゆっくり下がり始める。六日後、完全に解熱した。

来た時は衰弱し、まったく動かなかった子どもが元気に、点滴をされながらでも座っている。

いったい、何の熱だったのか、答えは永遠の霧の中だ。たった一つの事実。そして答え。

この子の命は助かった。それ以外、何も分からない。

二〇〇六・七・一三

マンゴーの季節に思うこと

この季節、ミャンマーはマンゴーの季節です。果物王国という感じです。

マンゴーにはさまざまな種類や味があり、どれもそれぞれにおいしく毎日いただいています。

患者さんたちから差し入れられたマンゴーは、何よりです。治療がうまくいってもいかなくても同じように感謝して届けてくれるのです。

先日、肝がんを患い、後ひと月は持たないだろうというお坊さんが来ました。周りの人には正直に話し、どうするかを検討しました。周りの人たちは、すぐに家に帰すとがんであることが分かり、しかもがっかりするので、三日ほど入院させてくれということになりました。

同意し、三日ほど効きもしない薬を処方し、点滴もしてその後、彼らは帰っていきました。

その日に届けられたその患者さんや家族からの、彼らにとっては決して安くない、大量のご馳走を私たちは夜ご飯にいただきました。

私たちがしていることは、いったい何だろうと考えつつ、またその近い将来、確実にこの世からいなくなってしまう、あのお坊さんの顔を少しだけ思い出しつつ。

人の命を助けるだけが医療ではない、ということなのだろうか。

二〇〇六・七・一九

雨

今日は朝からしとしとと雨が降っている。

この国では雨は何よりありがたい。

私たちがいつも浴びている水は川から直接上がってくる変色した水だ。

大雨が降れば、シャンプーと石鹸を持って表に飛びだす。それだけで気持ちがいい。

何が価値があって、何がそうでないのかも分からなくなってしまった日本という国。

そして日本人たち。

大いなる価値に包まれていることすらも気づかないでしまっているようだ。

ごく当たり前の日常の、ごく当たり前の価値に気づくことができれば、人生もっと豊かに楽しくなりそうだ。

ここに流れる川は、いつも黄色く変色し、私に遠い祖国のことを気づかせる。

二〇〇六・七・二四

二つの選択

妥協はしない。今の妥協は将来、外国で人の命を奪うことにつながる。

形だけの国際医療や見せかけが派手な国際医療はここにはない。

私は本物の姿のみを求めている。彼らに対して、

「自分の人生と真摯《しんし》に本気に向かい合いますか?」

という私からの問いかけである。

彼らには二つの選択しかない。帰るか、歯を食いしばってここに留まるか。弱い者は帰る理由ばかりを模索する。

歯を食いしばって耐え、壁を突き抜けたときに本当の自由を味わうことができる。

その瞬間の快感を、真の豊かさという。

二〇〇六・八・一八

六十一年前の記憶

今から十年ほど前に、私はここから百五十キロほど離れたメッティーラという町で医療活動を続けていました。

その町はかつて日本とイギリスの間で激戦が行われた町で、多くの同胞の英霊も眠っている町でした。そこで活動を続けていく中で、あるとき老人がこれを日本人に返してくれないかと、一枚の古びた写真を私に託しました。

ちょうど戦後五十年目の年。

見つけることは難しいだろうと思いつつも、それを日本に持って帰り手元に置いているうち、引越しで押入れの奥へ。

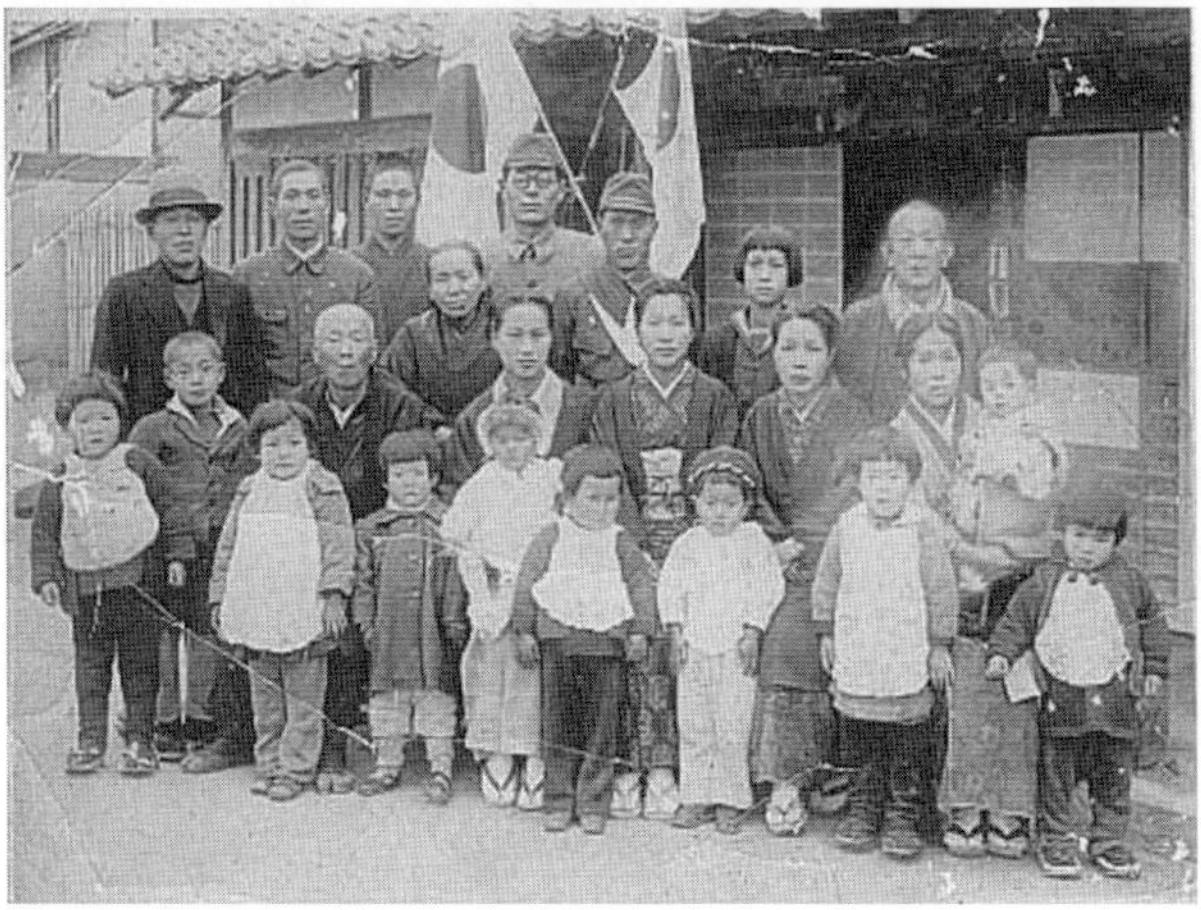

預かった写真。遺族のもとにもどしたい

それが、昨年出てきて、今さらながらこの写真の家族に戻らないかと思うようになり、ある人づてに頼んでいます。九州の部隊も多いということで西日本新聞が掲載してくれたようでした。今はまだ、見つかっていないようですが……。

古い記憶、われわれ日本人の古い記憶のような一枚の写真。

そこから、貧しくとも美しかったかつての日本の姿を、私は感じることができるのです。

二〇〇六・八・二三

エイズに関して

アジアの国々ではエイズの問題は深刻だ。

この国でもタイやインド、中国からエイズが流入して、かなり患者がいると推測されている。私がここで活動を始めた一九九五年当時は、それらしい患者を何人も治療したが、なかなか検査ができないために、確定は難しかった。

今はこの国でも比較的簡単に、血液検査ができるようになり、患者を特定できる。

二日前に、若い女の人が夫に連れられて発熱と呼吸困難でやって来た。体を一通り診察し終えたあと、どうやらエイズだろうと考えた。結果はやはりそうだった。

私がいる仏教系の病院では、エイズの患者をコントロールできないという理由で、入院を拒んでいる。

心情的には納得しがたいが、それも仕方ないのかもしれないとも思っている。結核等の感染に罹《かか》りやすい患者の院内感染コントロールができないのと、血液の処置が完全でないからだ。明日、大きな町の感染病棟に患者を送る。

家族は気の毒だと思う。患者も呼吸困難を押してそこまで数時間動かなくてはならない。お金もかかる。心から同情する。しかし、現実は重くのしかかる。

薬を買うことはできない。この国の人にとっては高すぎる。ひと月の薬代は家族の年収をはるかに超える。それを買えば家族は明日から路頭に迷う。見方によっては、この人は命を失うことで家族を救っているともいえる。

命ははかないものだ。命に関して現実感もなく、いつも懐に抱え込んでいる日本人たちには分かりにくいだろうが、人の命は、風に吹かれる木の葉のようにいつもふらふら舞っている。

きょうの死を待つ患者は、明日の私かもしれない。死は私にとって身近なものだ。本当は誰にとってもそのはずだと思うが……。死を見つめない生からは、鬼気迫るものは生まれにくい。一刃の下に人は究極の能力を発揮する。私たちにはせいぜいたった数十年の生しかないという事実を、人は心地よく受け入れることができるだろうか？

何も知らないということ

二〇〇六・八・二三

きょう、外来に二歳の男の子が母親に連れられてやって来た。ひと月以上前からお腹が膨れていたらしい。

診察してみると、左の上腹部に大きな固まりを触れる。超音波をしてみる。かつて日本で小児医療に関わっていたころに見たことがあるエコー像だった。

おそらく、ウイルムス腫瘍に間違いないだろう。子どもに多い腎臓から出る悪性の腫瘍のことだ。生存率は決してよくない。とくに今回のような場合には手術だけで助かることは少ないと思う。

私の手元には抗がん剤はない。あっても外国人の私には使わせてもらえないだろう。仕方なく、大都市の小児病院に行くように紹介状を書いた。いつものむなしい作業だ。書いてもお金の問題から行かない人が多い。行ってもお金が足りなくなってやがて村に帰って行く。この子は村の子。親の身なりも貧しい。

手術をしても再発してくる可能性が大きいのなら、本気で治療するか、何もしないかのどちらかがよいと今は考えている。運命は何もしないという方向に傾いている。

この子も親も病気のことは何も知らない。ただお腹に固まりがあるとだけ説明した。

この国でがんであると宣告することは、すべての可能性を否定することと同義だ。

この子はもちろん、親も誰も何も知らない。

帰り際、子どもが母親の背中に抱きつき、とても心地よさそうに顔をうずめている。背中と子どものお腹がしっかりとくっつき、親子の絆を見るようだ。

あと少ししかこの親子には、この時間は残されていない。

そして、私だけが今、この子の未来を少しだけ知っている。

海を越える看護団

二〇〇六・九・八

途上国では、子どもの死因の多くは下痢症と気道感染に起因する。だとしたら、これは医者がいなくても、初期の段階であれば点滴をしたり、抗生剤を処方したりすることで救命できる。そしてそれを途上国の田舎では当たり前に、看護師や短期間だけトレーニングを受けた医療従事者がやっている現状がある。

それならば日本の看護師たちは潜在的にできないわけはない。ただし、最低六ヵ月は私の下でトレーニングを積まなければ、無理だと思う。

それが終われば、日本の看護師は立派に多くの子どもたちを救うことができるだろう。

ジャパンハートの医者たちがそれをサポートする。そういう構図にしてみたい。

日本の看護師の人口は医者の五倍や六倍は存在する。さらに彼らは医師のように医局制度のようなしがらみもない。比較的自由に動ける。女性の価値観を男性の価値観がサポートすると言い直すこともできるかもしれない。

じつは九月一日、ジャパンハートの看護部門を閉鎖し、世界で初めて看護師を中心とした国際医療組織を産み出してみた。その名も「海を越える看護団 日本」。

途上国で十年以上医療に関わり、おそらく日本人として数少ない臨床医療を続けて行ない、そして今も自分でフィールドを持ち、独自の観点で医療を続けている人間でなければ考えつかなかったかもしれない。

二〇〇六・九・一九

子どもの死

きのう一人の子どもが亡くなった。原因ははっきり分からないが、おそらく蚊が媒介するデング熱という病気から、出血を起こし亡くなってしまった。ここに治療を求めに来て、約二十時間というあっけないものだった。

いつものことだが、父親や母親のすがるような目が心苦しかった。たった二十時間だったが、何度も助かるのではないかと思った。おそらく私自身でそう信じたかったのだと思う。結果が悪かった時、いつも敗北者のような、心境になる。たとえ初めからダメだと分かっていても、そのような心境になってしまうことには変わりない。

私自身は、生は死の一部だと捉えていても、周りの人たちの心にひきずられる。生死は、その人の運命だといつも思っている。他人が動かせるものではないような気もする。日本人なら少なからず分かってもらえるかもしれないが。

それでも、不遜な言い方だが、この悲しむ家族のためにこの少年を助けたかった。この子が死ぬ一時間前、この子の十歳くらいの兄が突然、大きな声で泣き出した。そのとき、私はこの子は死んでしまうと感じた。子どもは感受性が強い。何かを感じ取ったのかもしれないとふと思ったのだ。分かったような気になっていても、子どもの死は、いつも悲しい。

停電

二〇〇六・九・二七

毎日はげしい停電が続く。

手術中に停電になる、血が噴いている、突然目の前が真っ暗になる。手探りで、その場をしのぐ。スタッフたちが懐中電灯で照らす。暗くて今ひとつ見えない。嘆いてみても始まらないが、一度は嘆きつつ愚痴の一つでも言ってみる。少しも気は晴れないが、時間はつぶせる。

やがて発電機が回り始める。ガソリン代は高い。大きな発電機は使えない。今は暑いし、湿度も高い。汗を拭き拭き、手術を継続していく。ガソリン代は患者の負担になっていく。

少しでも早く、手術を終わらせる。

決心

二〇〇六・一〇・一一

決心したことがある。

とにかく、必死にがんばって生きたいと思うようになった。今までもそうしてきたつもりだが、振り返ってみると、いろいろ自分に言い訳をしてきた感が否めない。

私にとって、必死とは、もちろん力むことではない。ひたむきにというニュアンスが、近いと思う。ひたむきさには、美しさが伴う。生き方が美しくなくては、自分の美意識に反する。

明日はもしかしたらこの世にいないかもしれない、という思いがいつもある。多くの死を見送ってきたからかもしれないが、時間の大切さを認識する。

今まで始める前から、何かにつけ、いろいろ自分に理由をつけてやめておこうと思う心の癖があったように思う。これを取っ払おう。

この考え方が、今まで自分の可能性を台なしにしてきたと最近分かった。周りは、これ以上やめてくれというかもしれないが、それでもやる。

二〇〇六・一〇・一七

尿道下裂の子ども

尿道下裂という病気がある。生まれつきおちんちんの先におしっこの出口がなく、おちんちんの真ん中や、つけ根からおしっこが漏れるという病気である。この病気は、手術の成功率もあまり高くなく、何度か手術を行うケースが多いとされている。

先日も手術をしたが感染を起こし、残念だが傷が開いてしまった。患者や家族たちは入院中の食費に困っている人も多いから、手術費・入院費がかさむと治療を受けられなくなる。うまく成功する場合はむしろ治療期間も短いので多くは問題にならないが、何か起これればどうしても入院期間も治療する薬や点滴もかさんでくる。

もちろん一回で手術が終わらない病気も多くある。そこで私は二回以上手術が必要なのは、術者の腕のせいだ、という前提に立って、考えるようにしている。そのため、二回目の手術からは治療費は全額こちらが負担している。そうすることで患者たちは無理なく、治療が受けられる。

何かセーフティーネットをもうけておくことを、つねに意識している。それは時には、そのネットは患者のみならず、私たち自身のセーフティーネットになる。それが、信頼と評価を生み出していく。

二〇〇六・一〇・二三

気概をもつ

こちらでは相変わらず、忙しい日々が続く。ひげも剃っていない。一日中、外来やら手術やらでいっぱい、いっぱいになる。

きょうは手術が一件、中止になった。このチャンスにブログを更新する。いったい、いつまでこんなことを続けるのかと、自分でも途方にくれる時がある。年々体力は落ちていく。十年前は二十時間は働くことができた。そのとき、まだ私には一日四時間も残っていると豪語できた。

でも、今は無理。そんなことをしたら、その後の何十時間も失うことが分かった。うまく役割委譲していかなくては、とつくづく思う。

人は一人では生きていけない。しかし、一人でも生きていくのだ、という気概と勇気は必要だ。だからいつも不遜にも、私は誰もいなくなっても大丈夫だと、皆の前で豪語している。

自立する

二〇〇六・一〇・二七

途上国でさまざまな活動をしている人たちは、皆そろって、現地の人たちが自立するようにと言うが、私に言わせれば、開《あ》いた口が塞がらないくらいどうかしていると思う。自分たちですら、十分自立していないのに、何が人々の自立だと言うのか？

本当に自立している人間とは、組織がなくても十分にやっていける人間、お金が保障されなくても、正しいことをやっていく人間、身分など鼻にもかけない人間ではないか。本当に自立した人は今からでも人の役に立つことができる。

ここで働く人たちは私と働く間に、いかに自分たちが自立していないかを思い知らされる。いつもそれ見たことかと、心の中で私は思っている。

美しい生き方をしたければ自分がまず美しくなることだ。

平和を実現したければ、まず自分が平和を得ることだ。

そして、他人を自立させたければ、まず自分が真に自立することだ。他人に対して自立させるなどと三十歳代や四十歳代の人間が言うなんて、不遜も甚だしい。二十歳代で言っている人もいるが、あなたは神かと問いたくなる。

二〇〇六・一一・一七

宣告

最近の経験を語りたい。

患者は二十歳代の男性、その妻は二十五歳くらいかもしれない。子どもも二人いる。遠く離れたカチン州のある町から丸二日間汽車を乗り継いで、この家族は私の元にやってきた。数ヵ月前からお腹がはれるということで、近くの病院や医者にかかってきていた。

十二指腸の潰瘍や腸の癒着、はたまた肝臓に傷があるなどと言われていた。お腹に固い塊が触れる。超音波を当ててみた。大きな腫瘍、というより肝臓のすべてが腫瘍に置き換わっているようだった。

私の診断が間違っていなければ、肝がんの末期。おそらく、もうどのような治療も効果はないだろう。体もすでに痩《や》せ細っている。もうひと月か、もってふた月の命かもしれない。

ミャンマー人のスタッフと相談し、妻にそのように告げねばならなかった。そのほうがどう考えても、いいと私も思った。そのことを告げた時、彼の妻は天を仰いだ。涙だけが音もなく流れていく。

おそらくどの医者も、ほとんど最初から肝がんだと思っていたに違いない。でも誰も告げなかった。なぜだか分からない。家族は私の元で治ると信じていた、と思う。少なくともがんではないと思っていたはずだからだ。そして、家さえ売り払って、ここまで治療を求めてきたのだ。私にはどうすることもできない。早く、せめて家族に死の前のわずかな準備時間をつくってあげたいと思った。

しかし、それが正しいかどうかは、まったく分からない。最期まで、治療を求めて借金をしながらでも、国中をわずかな希望をもって動いていたほうが、家族は幸せだったのかもしれない。いつも思う。私はいったい何様なのだ？

クリスマスのサガイン

二〇〇六・一二・二五

たくさんの患者を目の前にして少しブルーになりながら診断していく。そういえばきょうはクリスマス。日本の妻から、クリスマスですね、というメールが届いていた。ここは仏教の国らしく、クリスマスの雰囲気はあまりない。

若い人たちを見ていると日本でもこの国でも皆、楽しそうにしている。若さとは、楽しいことかもしれないとすら感じる。取りとめもないことで笑い、いつも楽しそうにしている。

そこで、最近はいつも難しい顔をしていることが多くなった自分を反省し、笑顔をなるべく出せるようにしている。

この国へ来て、歯をみせての笑顔はいいなと思うようになった。

日本では少しバカに見えるかもしれないが、この国では笑いかける時、なるべく歯を見せるほどの笑顔をひきつらせながらつくり、発信している。

最近は本気でバカ笑いした日をあまり思い出せなくなっている。

二〇〇六・一二・二九

どこまでやるかという問題

ここで治療をしていて、あるいは手術をしていて、いつも問題になることがある。「どこまでを自分の守備範囲にしておくのか」という問題である。

私のいちばん長く経験した科は小児外科だが、一般の外科や産婦人科などもやってきた。内科も少し、その他の科も少しかじったことがある。

しかし、ここにやって来る患者たちの範囲はそれをはるかに超えている。それゆえ、いつも悩まされ、患者たちの悲痛な要請に応えるため、チャレンジすることになる。

今、見学に来ている学生からも、「何でも手術ができるのですか?」と聞かれ、「そんな訳ないだろう。でもできうる限り最善を尽くすようにしてはいる」と答えている。

どんな病気も治療してあげたいけど、私ひとりの能力には限界があるのも事実。多くの人を味方につけねばならない所以《ゆえん》である。

今は、眼球の腫瘍の手術をしようかどうか迷っている。

第四章　他人にコントロールされない人生を

――「本気」の分だけ見返りがある　（二〇〇七・一～八）

来ない患者を思う

ここで活動していて、いつも変わらぬ原則がある。

「来る者は拒まず、去るもの追わず」。これを逸脱するといつも疲れ果てる。

多くの患者が治療を求めてやって来るが、約束など、どこ吹く風と自分のペースだけで行動する者もいる。こちらがどんなに、患者のことを考えて心配してみても、患者のほうは自分の都合しか考えないのはごくありふれたこと。

きょうも約束の少女を待っていた。おそらく悪性の腫瘍のようだ。手術の準備と心構えを整え、その他の患者たちの手術の予定を延期していた。来なかった。

患者の苦しみや悲しみは、患者しかわからない。

二〇〇七・一・四

時代が求める人

今までは、組織に頼っていればよかった。安全だった。しかし、これからの時代は、組織を頼る人間を求めるのではなく、組織にいようがいまいが、独立した個人（自立

二〇〇七・一・一二

した人間）を求め出している。そういう人間が、世界を股にかけて渡り歩く時代になる。

新しい仲間

二〇〇七・一・一九

一月から新しい看護師たちが加わった。

多くの看護師たちがここでの活動を希望するので、どうしても人の回転が速くなってしまう。厳しい基準を設けつつ、研修に励んでもらおうと思う。

ひと月ごとにそれぞれとミーティングを行い、目標を決め、評価をし、それに見合わなければ、強制的に研修は中止になる。厳しいが、今までのような日本でよくあるやり方ではダメだと思う。

先日、昨年度の二名の研修者に会ったが、二人とも本人たちは気づいていなかったが、とても雰囲気が変わっていた。多分、人として深く広くなったのだと思う。どんなにつらいことをしても、人生を豊かにできなければ、もったいない。

今年初めての研修者も、ここでまた将来どんなふうになっていくのだろうか？　ここでの生活のすべてが、それを決める。

言い訳

二〇〇七・一・三一

今ここにはオーストラリアから眼科医が来て、手術を数日行って帰っていった。きのう少し話をする時間があったが、オーストラリアでもこのような活動に積極的に参加する人は多くはないと言っていた。

そういえば先日もドイツ人の老夫婦がここに来て病院を案内されていた。途中で紹介された時、ここで三年以上働いていて、年に十ヵ月ほど滞在すると言ったら、たいへん驚いて、敬意を払ってくれた。

先のオーストラリア人に同じ話をした時に、自分たちはそんなことをしたら本国での収入を失うし、食べていくお金を稼がなければならないからと言っていた。

私が組織を創ってやっていると言うと、彼はそこから私が収入を得ていると思っているらしかったが、面倒だし、どうせ言っても無駄だから言うのをやめたが、おそらく私がどこからも収入を得ずに無給で四年も働いていることを知ると、理解不能だったに違いない。

私も始める前は不可能に思えたが、やりだすと道は開ける。もし日本で働きたければ働く場所だっていくらでもあると思う。

要は自分の力を信じられるかどうかにかかっている。私には悲壮感はまったくない。いつかも言ったかもしれないが、やらない人はやれない理由を探す。そしてそれを信じる。やる人は、やれない理由を見つけはしない。

二〇〇七・二・一二

天が用意した仕事

この写真展*の目的は、多くの人たちへの感化にある。そこには強制はないが、多くの人たちが世代を超えて、自分の一隅を見つけてもらうことだと思う。

ジャパンハートの活動に関わった人たちは、自分の天職へ辿《たど》り着くための、何がしかのヒントを活動の中で得ていく。

本気の人間だからこそ、そこに最短で近づいて行くのだと信じている。

多くの人は自分の天職などということを考えるのだろうか？

私は信じている。それぞれに、天が用意した大切な人生を全うするために、そのための大切なツール（tool）＝天職を用意しているような気がする。

私には今の道かもしれない。ある人には子どもを生み育てることかもしれない。生まれてすぐ死んでいく子どもでさえ、そのたった一日の生命を全うすることかもしれないとすら信じている。それを知るには、毎日本気で生きてみるしかない。

＊写真家ｋｅｉさん開催の「ジャパンハート」の写真展。

断水

二〇〇七・二・二〇

断水が三日に及んでいる。朝早くから夜遅くまで働いても、水も浴びられなくなっている。

断水はさまざまな理由で起こるが、一番は川から揚げるポンプの故障らしい。

ここの人たちは基本的に、平気のようだ。水がなくなれば皆、川に下りて行き、水を浴びている。日本人には基本的に無理だ。水は少々汚くても温かいものを浴びたいという気がする。

私も基本的にはここでは冷たい水で我慢しているが、看護師さんたちは温かいのがよいようだ。

当たり前のことが、当たり前にならない現実がいつも重たい。

停電の問題、断水の問題、通信の問題。

どれも日本では空気のようなもので、あって当たり前だった。

ここでは、改めてその存在のありがたさを痛感させられる。時に、ここでの超スローライフを体験するのも悪くないかも、と少しひがんで思っている。

二〇〇七・二・二四

特化した能力があれば

これから世界で求められる人はと聞かれれば、間違いなく、欠点はあっても、特別な能力を持っている個人だと答える。組織を頼ったり、そこに所属することを誇ったりする人間はあまり評価を受けない時代が来ると思う。

そういう話をここに来ている学生にしたら、どうしたらそうなれるのか、という呆れた質問が来た。これまでお金がなくて手術を受けられずにいて、今、手術を終わったばかりの口唇裂の子どもたちのような子のために、あなたの日本にあるお金を差し出しなさい、と言ったら、「それはまた将来」と言って却下された。親切にも「極意」を教えたのに。また今度と言って、本当にするのだろうか？

特別な個人になれる人間はお金がないときから、人のためにお金を使っている。人のためにわずかでも、という心がない人間は、結局何をしても自分だけのために生きてしまう。

人のために生きることは誰でも今からすぐにできる。すべては自分の心の中にある。

呼吸をするように

やってもやっても終わらない仕事だと思う。限《きり》がないと多くの人は感じ、もっと多くの人を一度に救う方法を模索し始めるが、私にはその考えはない。呼吸をするように、話をするように、ごく当たり前の日常として、海外の医療に接していきたい。

二〇〇七・三・三

人生、限があるものはそんなにない。効率を求めれば代わりに失うものもある。私はその失うものの大きさを知っている。

感性を磨く

二〇〇七・四・二

感性を磨くにはどうすればいいのか？　危険を察知するにはどうすればいいのか？どうすれば知らず知らずのうちに、危険をやり過ごすことができるのか？感覚を研ぎ澄まし、理性の発動を極力抑え、瞬間に感じ、そして動くしかない。

感性を磨かねばならない。

手術をする時も、指先からほとばしり出る感覚がなければ、と思う。手術に集中していても、何がその部屋でどれほど動き、誰がどこで何を話しているか。それが分かるには分かるが、まだまだ十分でない。その力のなさが、今私の中で問題になっている。

私は現在、朝から夜中まで毎日手術を続けている。あと数日。今、体中の感覚を上げるために、断食に入っている。きょうで丸五日間、水分以外は口にしていない。体中の細胞が、能力を上げるように少しずつ、皮膚の感覚も鋭くなってきている。もう少し自分を追い込んでみたい。

何かが変わるかもしれない。

二〇〇七・五・一七

シンガポール講演会

医師や看護師に、異分野で活躍する人の話を聞く機会を設けている。今年は看護師たちの講演会の翌日、西野さんという女性を迎えて座談会を開催した。

西野さんは十年前、航空機事故で旦那さんを亡くされ、たった一人でシンガポールで展開する薬局を数店舗守ってきた人だ。

経営などまったく知らなかった彼女がどのように考え、どのような思いでやってきて、今あるのかということを聞くのは、私たちにとっても大いなる教えになった。たった一人で、数十人の外国人スタッフを雇い、やっていくのはたいへんなことだと思う。

いくつか信条としていることがあるそうだ。

• 他人の悪口は言わない。
• 自分はスタッフの母親のような存在だと考え、対応する。
• 外国人同士は言葉自体の概念がずれるので、比較的単刀直入にものを伝える。
• 日本人の常識だけでは考えず、外国人の精神や環境を理解し、仕事上でもあまりに日本式にやらない。（シンガポールは多国籍で、多くの国籍の労働者がいるのでたいへんだと思う）

その他も学ぶことが多くあって、たいへん面白かった。少なくとも毎年一度、このような機会を設ける予定だ。昨年は湯谷さんという東大阪の人に話を聞いた。この方もすごい人だった。

どうする？

二〇〇七・六・八

明日ここを離れる。日本での用件が詰まっている。

しかし、先日睾丸《こうがん》の手術をした人の、三十九度を超える発熱が連日続いていた。超音波をして、どうやら感染が起こっていると突き止めはしたが、抗生剤で熱が下がらない。時間がない。このまま抗生剤を継続し、看護師たちに任せてここを離れるのか、何かアクションを起こすのか。もしもの時のリスクは……？

かつての苦い経験の記憶が蘇る。時間がない。きょう緊急で手術を敢行した。大きく腫れあがり、厚くなった陰嚢《いんのう》を開く。睾丸は大丈夫か？　中で何が起こっているのか？　指を中に深く入れ、空間を押し広げながら、中の状況を探る。中から悪臭のある薄赤色の液体が流れ出す。

やはり感染だった。しかも、かなりの感染臭、そしてその液体の貯留。

もしこのまま抗生剤だけで対応していたら、あと数週間は気が抜けなかったろう。

患者もつらかったに違いない。時間と格闘し、決断する。

この瞬間に私の人生のすべてが発露する。

スピード

二〇〇七・六・二六

今、若い先生たちと一緒に手術に入っているが、どうも私は今まで不十分な環境で手術をしてきたせいか、他人の手術のスピードにいらついてしまう。

おそらく私の手術の平均スピードは、日本の医師たちの倍くらいあると思う。だからといって手術がうまいというわけではないのだが。不十分な麻酔環境で手術を行い続けると、私のように誰でも早くなると思う。とにかく麻酔が切れるまでの時間が短いため、少しでも早く前へと進める。スピードから生み出されるリズムと流れを自覚できるようになる。流れさえ生み出せればミスはほとんど起こさなくなる。

他人の手術を我慢強く見るのもまた、いい勉強なんだと言い聞かせている。

幸せの順番

二〇〇七・七・二二

きょうは移動に、長い時間がかかったこともあって、私は、誰を最も幸せにしなくてはならないのかというテーマについて考えてみた。

もちろん一番は自分を大切にすることだが、やはり家族かなと思う。そして私の周りに集う若い人たちで、その向こうに現地の人々が浮かんできた。自分を大切にできない人が他人を幸せにできない道理は、人は他人を自己の延長線で自覚するからだと思う。自分が怪我をすれば、他人の怪我の痛みが分かるということだ。

自分との重なりがあればあるほどに、大切にしたくなる。

ここが肝要なところだと思う。

現地の人々を本気で幸せにしたければ、自己の一部と少しでも重なり合わすより他に方法がない。それができていないにもかかわらず、現地の人々のためにという人が多いが、それは欺瞞《ぎまん》だと思う。頭（理性）ではそう思っても、心がついていかない。

現地の人たちの人生と自己の人生を重ね合わせねばならない。

それにはどうしても時間が必要だ。遠くにいて机上では無理な話だ。

ものには順番があって、まず家族を幸せにする。友人を大切にする。仲間を大切に思う。そして、その向こうにある人々のために頑張る。

仲間や家族をないがしろにして、自己は幸せにならない。幸せでない人間は人を幸せにできない。たとえできたとしても、一時のことだ。いつも自己点検がいる。自分は周りを幸せにできているのだろうか？　驕《おご》りはないだろうか？

役割を演じる

二〇〇七・七・三〇

今は皆が映画の主人公を演じたい時代です。しかし映画は主人公だけで成立するわけもなく、さまざまな人々が、表に裏に働きながら完成します。そのことが忘れ去られています。

主人公だけでなくすべての構成員が尊いのだと考えます。

多くの人たちに支えられた活動であることが分かると、たとえばわずかなお金でも、いい加減に使えないということが分かります。

私は自分の役柄を、私たちの中を流れる太い一本の歴史軸を意識して、日本とその文化に片足を置き、世界のためにやっていくことだと認識しています。

日本はあと十年もしないうちに、世界の中で今よりも相対的に小さな国になります。かつて威力を持ったお金という価値観では、もうほとんど顧みられなくなると思います。

その時こそ、何をもって世界の人たちとつき合い、尊敬を集め、頼りにされ、喜んでもらえるか。かつてアジアの極東に、金持ちの国があったというだけでは寂しい。「かつてアジアの極東に金持ちの国があった。その国は今その深き文化と心によって、世界を救う国へと変わった」
それが私の目指すところです。

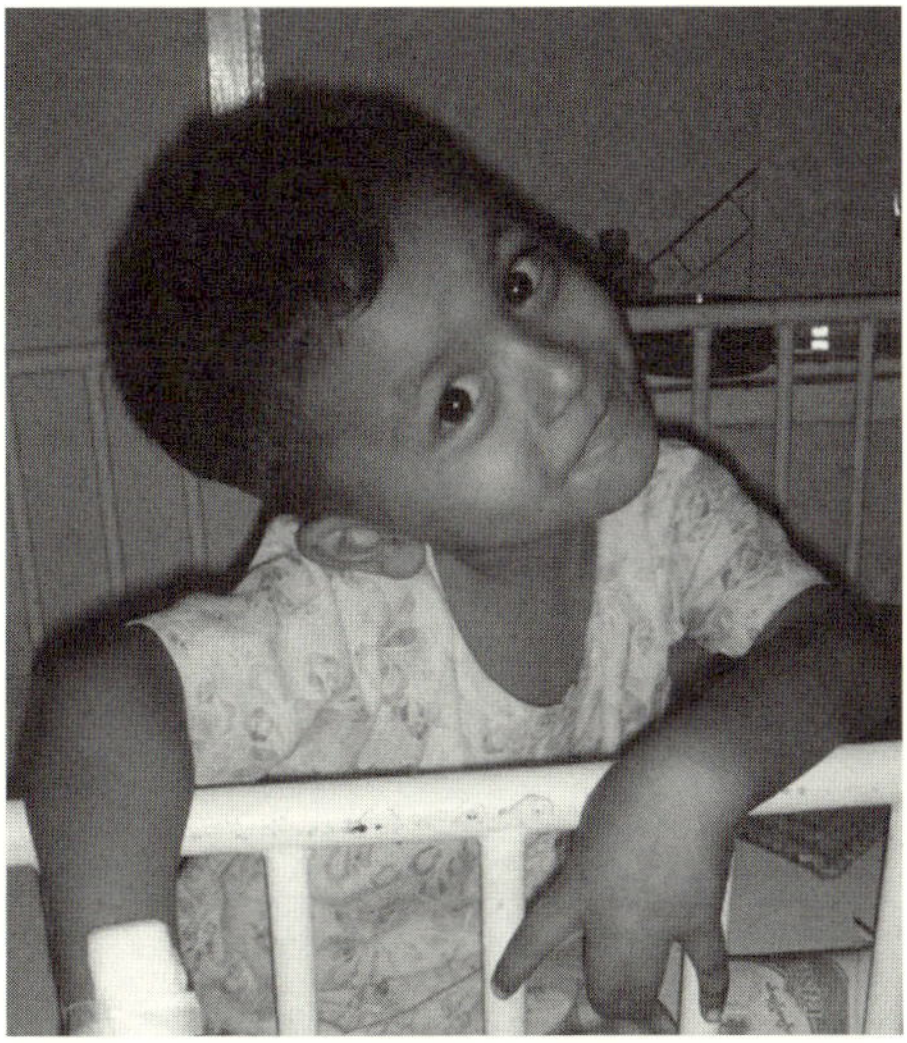

手術後は陽気な笑顔を見せてくれる

「本気」かどうか

二〇〇七・八・八

長い間、この国で医療に関わってきて、さまざまな困難はあるが、私たちの周りに起こり得る問題と遠くはなれた、いわゆる大きな問題がある。

この国を取り巻く環境もまた然りで、いつ外国人に対して国外退去をさせせうるかわからない。そこまで行かなくても、近年外国人に対する規制は相当ひどくなっている。私たちのいる地域は基本的に外国人が入ることができない地域になっている。ここに、たった一日、日本から一人の人を受け入れるだけで六ヵ所に届出をしなければならない。

警察・軍・秘密警察・市役所・区役所・そしてイミグレーション。

日本人には分からない世界がある。日本人はまったく、アジアを取り巻く社会性というものを理解し得ないために（これは不勉強のために）、とても簡単に考えているから困りものだ。

一人の言動が、私の十二年に及ぶここでの関わりと、将来の可能性を消し去ることもある。

ここを訪れたいと願う人たちにぜひ分かってもらいたい。旅行のように簡単に考えてここに来るのもまた、世界に自分を押しつけていることに他ならない。

ここに来る人はせめて、礼儀と順序とをわきまえてもらいたい。若い世代を含めて道を求める人にはぜひここには来てもらいたいが、大前提がある。それは「本気」かどうかということに尽きる。

二〇〇七・八・一〇

子どもたちの夢

ミャンマーの子どもたちに、将来の夢を聞くと、多くの子どもはお医者さんと答えることが多い。

田舎の男の子は、①医者　②先生　③警察官　④軍人　かな。

女の子は、①先生　②医者　③警察官。

ちなみにスポーツでは食べていけない国なので、その選択は考えられないらしい。

選択肢が多いのは、いい国だと思う。

いい成熟した国家の条件は、より多くの選択肢を国民に与えられるか、そしていつでも挑戦の機会を提供できているか、かもしれない。アジアを知って日本を知る。

他人にコントロールされない人生

二〇〇七・八・一四

私はいつも思うことだが、多くの人たちは何かしらさまざまなものに影響されて考えを構築していく。今、最も影響が大きいものはテレビだと思う。さまざまな考えをさまざまな方向から、吹き込まれていく。

幼少期は親がその影響を最も大きく行使しているだろうが、教師、それからテレビの影響もかなりだと思う。

私の関係することでは、この国際協力の分野。

あるとき、研修医を前に話をした後、彼らからの質問。

「医療をするに当たって、JICAや国連と一緒にしないのですか？」

私の答えはさておき、この研修医のその時の言葉の調子や表情から、JICAや国連と組んでやることがまったくもって素晴らしく正当であるべきということが、しっかりと感じられた。

いったい、本当に素晴らしい活動とは、彼らとやらないとできないのか？　本当に彼らがやっている活動はすべて素晴らしいのか？

多分こういう活動については何も考えていないのだと思った。そういう何も考えないというところに、他人にコントロールされた人生が生まれる。

この意味が分かるだろうか？　何も考えなければ、情報というのは無批判に人の脳裏に刻まれる。それを洗脳と呼ぶこともできる。こういう人は自ら進んでそうなっているとしか思えない。

自分の人生を、自分で生きなければならない。そのためには今一度、当たり前のことから疑ってみる態度が必要だと思う。その向こうに本当の意志が生まれると思う。そこに天命を感じ取る感性が加わると、道が見えてくるのだと思う。

二〇〇七・八・二〇

僻地《へきち》医療について

先日九州へ行ってきた。九州には離島をはじめとする僻地があり、十分な医療を享《きょう》受《じゅ》できない人たちも多い。

私がまだ学生のころ、二十年ほど前の話。

大分の別府行きの汽車に、私の友人とたまたま乗り合わせたおばあさんがいた。長崎の五島列島の方で、おばあさんの話によると島には医者がいないらしかった。島の人たちは、島で一番優秀な学生にお金を出し合い、東京の私立の医学部に行かせているという話だった。しかし、島出身の学生は、卒業しても都会に住み着き、なかなか島へは帰ってきてくれないという。

その話が私の中に二十年眠っていた。

今、私の元には、多くの医療従事者が集まりつつある。彼らとともに、このような僻地《へきち》医療もサポートしていきたい。今回はそのための長崎訪問だった。

今、日本の地方自治体や病院は、医療による赤字や人手不足のために苦しんでいる。僻地の病院には多くのお金を出して、医療従事者を呼び寄せる余裕がまったくない。

だからこそ私たちが役に立つ。

私の元で、精神・技術ともに成長した多くの医療従事者とともに、海外のみならず国内の僻地へも何がしかのサポートをしていくことを考えている。

海外も日本の僻地もともに大切な場所である。

特別なお金を上乗せされなくても、喜んで働いてくれる人たちが私の元にはいる。

来年からは私たちの社会的使命をさらに大きくしていく。

第五章　死んだ少年の七千円の貯金

――寄付の話

（二〇〇七・九〜一二）

「意志」の力

二〇〇七・九・一九

人それぞれに何でもよいのだが、何かを成すためにまず必要なことは何か？

それは「意志」を持つことだ。

そう思わなければ、そうはならない。たとえ思ってもそうはならないかもしれないが、そう思うことは、そうなるための必要条件だということになる。

何でもよいが新しい世界を進むのは気持ちいいものだと思う。前に走者がいなければ見晴らしもいいし、砂埃《すなぼこり》もない。どこをどう進むのも自由。一歩間違えば、奈落にということになるが、人の背中ばかり見ていたり、大きな権威に頼って自分の意志や本心とは無関係にどこかに運ばれたりする危険を犯すよりは、私は自由でいいと思っている。こればかりは経験したものにしか分からないから、説明のしようもない。

心の目を開く

二〇〇七・九・二三

きょう、以前短期研修に参加した学生の志望動機を偶然読む機会があった。世界に出て行って困っている人のために働きたいと書いていた。

しかし、自分が何となく考えているイメージと、現実の間に開きがあるのではないかと感じているようだった。おそらくそのイメージは広く行き渡ったもので、多分ある意図を持って蒔《ま》かれているものだと思う。

現実は違う。場所や時間で大きく何もかも違ってくる。竹の葉で編んだ家に住み、手でご飯を食べ、衣服を少ししか持っていないのは不幸なことだろうか？

どこか違和感を感じたら、心を研ぎ澄ましてみることだ。

違和感を放置していくと、感覚が麻痺して、本当の現実が見えなくなってくる。

麻痺してしまったら、自分が絶対正しいと思ってしまう。

学校がないから、学校を建てればいいと考える。食べ物が少ないから食べ物を与えればいいと考える。選挙権がないことは不幸だから、それを与えなければならないと考えてしまう。どれも正しくて、間違っている。

それぞれの人たちにそれぞれの歴史と文化と人生があり、それぞれによいところと悪いところがある。

逃げ出さなくてよかった

二〇〇七・一〇・八

人は自分の本当の意志というものをなかなか悟る機会がないものだと思う。

今回の民主化運動*の騒動で、危険が近づきつつあると思われるころ、少なからず私たちの中にも動揺があった。

私たちは医療という人道支援の団体なので、こういう時こそ必要になると私は考えている。しかし、現実は身に危険が迫ると、人はなかなか勇気を振り絞ることができない。

私は組織の長として、派遣者たちの身の安全を第一に考える必要がある。そして順次、派遣者を撤収させていく段取りを決め始めていた。

最終的には私を含め大村先生、下平看護師と三名のスタッフが残る。

私は日本での講演会があるため、どうしても数日間は帰国せねばならない。後はビザの残り期限を考慮し、約十五名のスタッフを日本に帰国させる準備に入った。

病院には多くの術後の患者たちがいた。

帰国メンバーの松尾看護師たちと話し合った。彼女たちは、このまま患者たちを置いていけないと言った。患者たちが看護師にいつ日本に帰る？　としきりに聞いてくるらしい。中には不安から泣いている患者もいる。「この人たちを置いていくわけにはいかない」と彼女が言葉を重ねた。そして彼女たちはそこに残ることになった。さまざまな状況も考慮し、私もそれを許可した。

この時が組織の一つの分水嶺となった。今までで一番のピンチだったかもしれない。普段は耳に心地よい、いいことを言っていても、いざという時に本当に自分が何を考え、決断するかが分かる。今回の件はそのような機会であった。

多くの人たちがここを撤収していく中、私たちの組織は残れた。

私たちのところでは情報がほとんど遮《さえぎ》られ、大きくなった噂だけが手元に届く。その情報を元に判断をしていかねばならない。

実際の現場を見ている人よりも、もしかしたら情報が寸断されているだけ、あるいは特定の衝撃的情報だけがやってくる分、大きな恐怖感に包まれていたように思う。

自分で情報を集め、整理し、そして事に臨んでいた。

いつも美しく生きたいと思っている。逃げ出さなくてよかった、と多くのスタッフたちは思ったに違いない。今、現場は安心した患者たちの笑顔で包まれている。

＊二〇〇七年八月以来、若い僧侶が先頭に立ち、民主化運動が広がった。軍事政権が実力行使に踏み切り事態を収拾しようとした。

ビザのこと

二〇〇七・一〇・二三

ミャンマーは入国に関しては、ビザを取得しなくてはいけない。この前、ヤンゴンで殺された日本人ジャーナリストは身分を隠し、旅行ビザを取得し、旅行者と偽って入国して、取材中に殺されてしまった。

じつはこれが私たちに大きな問題となって降りかかっている。とにかく、とくに日本人に対してはビザが出なくなった。われわれの活動のために派遣する人たちにビザが出ない。

われわれが入国できなくなってくると、病気の人たちに医療が少なからず行き届かなくなってくる。

私たちにはこの活動を確立してくるまでに、多くの時間と努力が必要だった。死んでいった彼が正しいと思う行為と私たちが正しいと思う行為は、明らかに違うのだ。

彼の取った行動をとやかく言うつもりはないが、その行動により、助かるはずの、何の関係もない別のミャンマー人の健康を奪っていく結果になったという事実も忘れてほしくないと思う。

ささやかに暮らしている人たちのために、せめて私たちのできることは何だろうか、私はいつも自問している。

二〇〇七・一〇・二三

ミャンマーとの関係

先日あるミャンマー人と話をしていたら、こんなことを言っていた。

六十年前の敗戦で、日本がアジア中から戦後賠償を課せられた時、ミャンマー（ビルマ）が助け舟を出した。日本には今これくらいしか払う力がない、アジアの国々もこれくらいで妥協しようではないか、と。そしてビルマが一番先に、賠償金額の合意を行った。後の国々は、その額を基本線に金額を設定していった。

そして食糧難の日本に、ビルマから大量のお米が届く。ここまでの話は今まで私も何度もしてきた話だ。

ここからの続きがある。彼はさらに語る。

今、ミャンマーは日本の助けを必要としている。中国やインドは大量の援助はくれるが、警戒しながらつき合っている。欧米は圧力ばかりかけてくる。歴史的に繋がりもあり、信用もされている国は日本しかない。

そして、今回のジャーナリストの死で、ミャンマーにも日本の話に耳を傾けなければならない理由ができた。後は誰がそれをやるか。できるか。

一気に民主化勢力との妥協を可能にし、そして今の政権の面目をも保つほどの結果をもたらしうるタフ・ネゴシエーター。そんな日本人がいるのか？　私も彼もある人にそれを頼みたい、と思った。歴史はどう動くのだろうか？

二〇〇七・一一・八

子どもを救うということ

子どもを救うとは、すなわち、病気の子どもたちを治療で助けていくことだと思っていた。

しかし、今回ある患者の治療をきっかけに、こういう子どもの助け方もあるのだということを悟ったので、ぜひ皆さんと共有したい。

あるときお腹の腫《は》れ上がった二十歳代の女性が、歩けないくらい苦しんで私たちの元にやって来た。お腹には大きな腫瘍があり、全身状態はほとんど末期的状況がもう目の前だった。超音波やレントゲン検査の結果、大きな尿管結石が両方の尿管を塞ぎ、ひどい水腎症で、尿毒症を呈していた。慢性腎不全になっていた。

確信を得るために大きな町の病院で、ＣＴ検査を受けさせる必要があったが、患者は貧しさゆえそれができなかった。

そこで私は、大村先生・神白《こうじろ》先生・福田先生そして看護師さんたちに声をかけ、皆からお金を集め、それでＣＴを撮らせた。皆、患者のために快くお金を出してくれた。手術をする体力はおそらく残っておらず、何とか腎不全の状況を改善するしかなかった。今手術をするとおそらく術後、死んでしまうように思えた。

大きな手術ができないことから、とにかく腎不全を改善する必要があった。

腰椎《ようつい》麻酔のみで、側腹部を少しメスで開け左右の腎臓を突っ切って腎盂《じんう》という尿管にチューブを留置して、しばらく尿がここから出てくるようにした。約ひと月間、その状態を続けた。

尿が正常に出だしたことで、腎機能は少しずつ改善し、状態が安定してきた。

そしてお腹を開け、両方の完全に詰まった結石を取り除き、膀胱を開け尿管から膀胱を突っ切り皮膚へ貫くチューブを挿入し、手術を終えた。

それからさらにひと月後、身体に入った五本のチューブはすべて抜け、無事、元気に退院していった。

この女性には一歳くらいの子どもがいた。家族はここを訪れた時、おそらく長くは持たないだろうと思っていたと思う。それほどひどい状態だった。この女性の子どもは、いつも病院に一緒にいて、親の状況は知る由もなく無邪気に遊んでいた。時々、女性のベッドの下にこの子がいた。何やら物を持って遊んでいるようだった。

愛想がいいためか看護師さんたちにもとても可愛がられていた。

母親を失った子どもは寂しい。ここの人たちも、麻酔の切れるころにほとんどの人は、大人も子どもも「アメー、アメー（お母さん、お母さん）」と無意識に叫んでいる。

この子はこれからもこの母親とともに、ずっと生きていけると思う。

この子はもうすぐ物心つく。母親の記憶をしっかりと持って生きていける。

二〇〇七・一一・一五

海の青さが教えてくれるもの

ときに自己相対化する必要があると思う。狭い世界観や目の前の世界だけに追われ続けると疲れてくる。

最近、九州へ行ったときに、一日時間が取れたので、海の見える海岸でゆっくり半日過ごした。空は青く、海は美しかった。

こんな世界が自分の周りには広がっているという事実を体感した時に、自分は幸せだと感じる。そして小さなことにこだわる無意味さを感じる。そんな時間を皆、少しでも持つべきだと思う。

多くの医者たちは、毎日少しでも多くの患者を診るとか、多くの手術を経験するとか、少しでも有名な医者になるとか、そんなことばかりの人生を送っている。

本当に数十年の人生で、もったいないことだと思う。

そういえば十代の浪人生のころ、成績も悪く、受験が近づくにつれ追い込まれていった時にも同じようなことがあったことを思い出す。

それはある記事だった。

昔の中国の修行僧の話。どうしても悟りを得たいと苦しむ若き禅僧に、高僧が言い放った一言。

「お前が悟ろうが悟るまいが、世の中の人の苦しみは変わりはしない。自分のことで悩む暇があれば、町へ降りて苦しむ人々に手を差し伸べなさい」

それを聞いて「はっ！」とする若き禅僧とそのころの私。

自分、自分、自分……。世界はこんなに広く、こんなに美しい世界が広がっているのに。もう自分のためだけに悩むのは止めよう、と思った十代の私。

自己相対化は、つねに私が心がける大切な習慣になった。

二〇〇七・一一・二〇

人生の質を上げるということ

おそらく私の元を訪れる人たちだけでなく、多くの人たちは、医療関係者ならなおさらのこと、海外で医療をするということを考えたり志して現地を訪れるまでは、人の命を救うということばかりに目がいっているに違いない。

だから国際医療というと、緊急救援をすぐに想像してしまうのだろう。

同じようなメンタリティーが日本で科を選ぶ時にもあって、若い医者や看護師は救急医療に憧れる。人の命に関われる、人の命を直接左右できる場所で働きたいと思う。

私はどうだろうか？　答えはいつもシンプルで申し訳ないが、「どっちでもいい」と思っている。別に命に関わる医療でなくてもいいと思っている。

それは現地で活動する中で、単に生死という次元を超えて、人の人生の質に対して貢献することに喜びを覚えている。

人の人生の質を上げることは、すなわち自らの人生の質を上げることに他ならないと気づいている。あとは質の中身の問題になる。より高い質を目指す。

可能性をつぶすのは自分自身

二〇〇七・一一・二三

私が望むことは、単に医療の場面でできればいいということではない。医療の場面のみそれができたとして、いったい、その人たちの人生にいかほどのメリットがあるだろう。その能力が、医療を通じて自分の人生そのものにまで落ちてこなければ意味がない。

自らの人生を自らの意志と理性で生きることができなければ、むなしいではないか。人生のさまざまな場面で、目の前に押し寄せる事柄を、ひとつずつ、選び取る。正しいかどうかは分かりはしない。しかし選ばなかった選択肢と、それから派生するであろうすべての出来事は未来永劫、この世から消え去る。もともと存在しなかった選択肢として。分かるだろうか？

どのような答えを出そうとも、人生には始めからそれしか答えがなかったのだ。問題は、選ばないでいる人間なのだ。先延ばしにする人間なのだ。選ばなければすべての可能性は消去される。何も始まらない。正しいかどうかも分からない。

「ゼロ」

だから間違ったと思っても選ばなければならない。

私が現地でしているのは、この訓練なのだ。医療に留まらせるつもりはない。

人生を、可能性に満ちたものに変えてもらいたい。

可能性をつぶしていたのは環境だけではなく、自分自身なのだということに気づいてほしい。そうして初めて医療と人生はリンクする。

毎日の中に幸せを見つける

二〇〇七・一一・二六

自分より若い世代の人たちは、世界中どこでも行ってみたいという。いろいろなものを見て、どんどん吸収してみたいという。

そういえば、私はまったくそういう考えがないことに改めて気づく。

どこに行きたいのかと聞かれれば、温泉としか出てこない。しょうがない日本人だと思う。

なぜだろうかときょう、この異国で吉冨看護師と話をしながら考えていた。

最近、毎日の小さなことに幸せを感じることが多くなった。空が青いとか、空気がいいとか、目の前の子どもたちが幸せそうにしているとか、入院中のおばさんたちが楽しそうにおしゃべりをしているとか……。

一年前に比べて明らかに私に増えた独り言は「私は何と幸せなんだ！」。どこにも行かなくても、何かを演出しなくても、毎日の中に幸せを見つけることができるようになってきた。

二〇〇七・一一・二七

彼女の死

きょう、ある知らせが届いた。

お腹に腫瘍がある若い女性がいた。お父さんががんでなくなり、母親と二人取り残された。父親の治療費は、農業で生計を立てている親子にはとても大きく、借金だけが残った。それからあまり時間もたっていないが、自分の体調の不良に気づき、私のもとにやって来た。お腹に大きな固まりが触れ、検査した。そして開腹し組織を調べると、がんだった。

すべてが手遅れのように思えた。私の手元には抗がん剤もない。日本から好意で頂いている抗がん作用のあるという薬を煎じて飲ませ続けた。約三ヵ月。進行は止まっていた。むしろやや縮小していた。

しかし、別れの時が来た。遠くの村で一人待つ年老いた母親をほうっておけないと言って、深々とお辞儀をして、生まれ故郷の村へ嬉しそうに帰っていった。

あれから数ヵ月。きょう、まだ二十代だった彼女が死んだという知らせが届いた。

二〇〇七・一二・六

春を待つ

何ものもじっとこらえる時期が必要なのだ、と近ごろの人たちは、知らないのかもしれない。

それは桜や梅が、冬を知らずに春のみ存在しているかのように、勘違いしているのと同じではないか？

その美しき花たちは、冬の間にこそ出来上がる。

二〇〇七・一二・一二

あなたの「本気」を見せてほしい

中途半端にやるならば、本気の人たちとの間に軋轢《あつれき》が生まれる。多くの人たちは何かを成せば、すぐ成果を称えてほしいようだが、私は自分の幼い子どもさえ、あまりほめない。

成果は自分に対して誇るもので、他人に対して見せつけたり、誇ったりするものではない。だから、どんどん前に進んでやっていく。たとえ組織に属していようが、それは組織のためにやっているのだと勘違いしてはいけない。突き詰めれば、自分のためにやっているのだとわかるだろう。組織が受け取っているものは、本人に比べれば、微々たるものだ。

歳をとれば、愚痴が増えるのだから、二十代や三十代から愚痴は言わない。自己否定も慎む。今の仕事が、自分に向いているとか、自分に合っていないとか簡単に判断しない。とにかく、ガムシャラに、黙々とやってみてはどうか。

あなたのことを本当に必要としている人がいるならば、きっと今の仕事に自分の将来の大きな財産になる何かがある。

二〇〇七・一二・一四

少年の七千円の貯金

先日、地方から東京に向かう飛行機の出発を待っていた時、ある中年男性に声をかけられた。その人の顔ははっきりと覚えていた。

昔、私が主治医を務めた小児がんで亡くなった五歳の少年の父親だった。長い三年余りの闘病だった。途中、転移で目が見えなくなっても、最期まで明るい少年だった。じつは三年前、この子どもの名前で、寄付のお金が振り込まれていた。金額は七千円だった。私にはすぐに、あの亡くなった少年の家族が振り込んでくれたのだと分かった。ありがたかった。

しかし、その時の私には少し中途半端なその金額の意味が分からなかった。

あれから三年、その意味を知ることになる。

その父親が語り始めた。

「あの子が死ぬまでに貯めていたお金が、七千円ありました。そのお金を使っていただこうとそのまま寄付させてもらいました」

五歳の子が、いったい、何を買おうと楽しみに貯めていたのだろうか？

そんな大切なお金を頂いていたのだ、と改めて気づいた。そんな大切なお金をどうしていい加減に使うことができるだろう。

それぞれにそれぞれの思いで出していただいたお金は、その人の心を乗せて私たちが大切に使いたいと再確認した出来事だった。

最近、その思いが緩んでいたのだろうか？　天からの声だ、と思った。

寄付のお金は、できるだけ現地に届ける。

その人たちの人柄や顔や思いを知っているともっといいかもしれない。

きょう、ある看護師と話していて思った。寄付のお金は、恐ろしいと。時にこちらが、苦しくなるほどの思いを乗せたお金もある。いい加減になど使うことはできない。

ここを逃げたら私のいる意味がない

二〇〇七・一二・二二
少しずつ、回転し始めた。いろんなことが前に向かっている。ようやく。

私がいなくても、組織は回らなくてはいけない。

自分たちが本当にいいことをやっている、心からそう思うならば社会に向かって広めていかねばならない。この世の中から、消してしまってはいけない。今後活動が広がる中で、さまざまなことをいろいろな人たちに任せていきたいと思っている。

先日あるスタッフに私が、本当に自分の人生をかけてこの活動に取り組み、現地のことも日本のこともすべて責任を持ってやる覚悟を問うたメールを出した。

以下がそのスタッフからの返信である。

「日本にいて、自分のすぐ近くの狭い世界のことしか見ていなかったと思います。だからいろんなことに抵抗を感じて、何をするべきか迷っていました。でも今は、目の前にはたくさんの困難があるけれども、その向こうにいる一人一人の姿や笑顔が見えてきました。

だから自分の心の中の抵抗はなく、これからはそっちを目指して進んで行けると思います。そして、このタイミングで現地に行けることは、大きな意味があると思っています。私がそういう役割を担う立場にいることを、本当に幸せに思います。

ここを逃げたら、私のいる意味はありません。困難が大きいほど、チャンスだと思っています」

今、本気の人が増えてゆく。広がらない訳がない。

いちばんいい選択

二〇〇七・一二・二六

ある患者がもう長く入院している。

ひどいやけどを幼少のころに負い、両手は胴体にくっつき、左手首は反転し、背側にくっついている。とくに顔は溶け、顎《あご》がなくなり首と顎がくっついている。

前回、右の腕を治し、何とか口に食べ物をもっていけるようにできた。この国の人は手で直接、ご飯を食べるので、今までは手と顔を同時にさらに突っ込むようにして食べていたが、今は普通の人のように食べられるようになった。笑顔が見られるようになったのもこのころからだった。

本人は顔を次にやってもらうことを期待している。しかし、私は次は反転してしまった左手をやりたいと考えている。

日本では考えられないことだが、おそらく、いちばん問題になっている顔を治してしまったら、彼女は左手を治さずに生涯、生きようとするような気がするからだ。長年、この国の人たちとつき合ってきた私には何となく分かる。

今のいちばんよい選択と、十年という長い目で見たときのいちばんは、少しずれる。私は確かではなくても、十年やそれ以上で患者にとっていちばんの選択肢を選んでいきたい。

二〇〇七・一二・二七

写真入りの報告書

先日、看護師たちからあるメールが届いた。今年の寄付者に対する報告書の件だ。

毎年、ある一定額以上の寄付者の人たちには、それぞれの寄付者にそれぞれ患者の写真入りの報告書を送っている。

来年からはそれを少し形を変え、一冊の冊子状のものにしようかと考えていたが、その毎年の報告書を大切にしている子どもの話を聞かされてしまった。

また来年からも同じ報告書になりそうだ。子どもにはいつも勝てない。

第六章　天職の見つけ方

――目の前の仕事に同化できるか

（二〇〇八・一～六）

囲いを持たないこと

二〇〇八・一・四

私は組織を立ち上げてから、さまざまな問題にぶちあたっているが、そのなかでもいつも派遣者たちの経済的・社会的環境をいかに確立してあげることができるかということが、なかなかたいへんな問題なのだ。

ここに来る多くの人は、真に無償で働いてはくれるが、それは、一年は可能でも三年は難しい。そのために、今まで一番多かったのが、その多く集まるスタッフたちを使って、病院経営を私がするというアイデアだった。そこで給与を保証し、身分を保証し、国内・海外とも安心して医療行為に従事してもらうということだ。

しかし……。この考えは今でも私にはない。日本で病院を経営して、やっているNGOのトップもいるが、私はどうも両立できないと思う。病院の経営がうまくいかなくなると、海外の医療どころではなくなるということもありえる。

そして、次の理由が最も大きい。

「開けた組織を創る」ということだ。何かで囲えば、成長や循環を制限してしまう。病院という組織で、この組織を囲うと、病院関係者以外の人たちが、参加することが困難になる。外に開かれた組織だからこそ、多くの人の賛同も得ることができる。

多くの人たちの可能性を呼び込むこともできる。

緩やかな敷居をもった、確固とした組織を創れればと思う。

囲わないこと、囲い込むこと、ともに、これから社会のキーワードとなると思う。

ある秩序が維持できるまでは、囲い込みは必要ない、と考えている。

二〇〇八・一・一六

わが家

日本へ帰ってきて、やっとわが家へ。

きょうは二人の息子と一日を過ごすことができた。妻がやっているブログのようになって申し訳ないが、長男は、最近、近所で一番安いスーパーマーケットのテーマミュージックを完全マスターし、どこでも歌う。妻は、少し恥ずかしいらしい。何が食べたいかと聞けば、必ずドリンクバーと答える。

もうすぐ一歳の次男は、いつも何かを食べている。魚のような口元をしながら、魚のように満腹にならない。

私はといえば、どうも疲れが出たのか、眼瞼《まぶた》と鼻が感染を起こして腫れてしまった。

二人の息子が交互に、寝ている私の顔にまたがり、そこを容赦なくバウンドしながら何度も踏みつける。結局、一日中、腫れた顔を引きずりながら、振り回された。翌日は早朝から、また東京へ出発する。その後、岡山、広島、福岡、佐賀、長崎、大阪へ移動し、現地に帰ることになる。

最近、本当に忙しくなってきたように思う。なかなか、家に帰ることができないでいる。先日、私の父親の手術にも立ち会えず、東京にいた。家族にも迷惑をかけている。それでも、私の生き方を全うしたい。

二〇〇八・一・一九

準備進行中

今、僻地《へきち》・離島地域にスタッフを派遣する準備を進めている。

まずは長崎の離島・島根の僻地と離島にする予定だ。

このうち、島根は松江の郊外一ヵ所、隠岐島《おきのしま》の一ヵ所は、本年度から派遣が決まりそうである。長崎はこれから準備のための話し合いを詰めていかなければならない。松尾看護師が中心になってやってくれているが、隠岐に話し合いの連絡をしたときは、詐欺と間違われたそうだ。そのような詐欺まがいの連絡がよくあるそうだ。免許もない人が、薬剤師や看護師と偽って来たりするらしい。

最初はさまざまな障害があるのは分かっている。どんな仕事でも楽なものはない。どんな分野でも、最初に道を切り開くのは骨が折れるものだと思う。

だからいつも言っているのは、楽して何かを達成しようと思わないこと。どのような分野であれ、職業に関係なく本気で頑張っている人たちには、敬意を払うこと。

社会に対して自分たちができることは、率先してやっていく。はじめから、国や権威を当てにしたり期待するから、疲れるし振り回される。自分たちが社会をよりよくしていくのだという意識と気概を、若い世代に持ってもらうという意味でも、このプロジェクトは成功させるだけの価値がある。

二〇〇八・一・二三

今、勝負する

最近誰かが、医者の派遣志望者が少ないですねと言っていた。この組織の近い将来のことを心配して言ってくれているのだと思うが、まあ、しかし私はきわめて楽観視している。

ある時、ある哲学者の言葉をいただいたことがある。そこには、「人は必要なときに、必要な人に必ず出会う。一瞬も早くなく、一瞬も遅くなく」というような内容だったと思う。だから私には、何も不安がない。

将来のことを心配して今を踏み出せないことほど、もったいないことはない。

今やることは今やる。今あるものですべてやって行くと決心して前に進む。そうしていくと、後から得ていくものは、すべてプラスになる。

私のところへ来る多くの人や、来ることを諦めた人たちは皆、何かを習得してから、あるいは何かを日本で得てからやって来たいというが、私はこれでは、ダメだと思っている。

今あるもので、人生勝負する。勝負しながら何か足りないものを習得していこうとする。それが本当だと思う。

だいたい、何かを得たいというのは、自分の欲で、現地の人たちはひと言もそんな要求などしていない。

「努力」は自分に対して誇れ

二〇〇八・二・六

今回のミッションで、私があまりスタッフを怒らなかった、といって先日帰国した看護師にたしなめられた。

いったい、なぜ、叱らないことを責められなければならないのか分からない。誤解を解くためにいうが、私は何かが「できない」ことにはそんなには厳しくはない。それは時間をかければ解決する問題だと思っている。だから叱る気はあまりない。

つねに私が問題視して、厳しく接しているのは心のあり方の部分だ。

できもしないのに、できていると思い込んでいる人間、できないのに努力をしない人間。あるいは自分がやったことをすぐに他人に誇る人間。

他人は成果を評価する。しかし、努力はあまり見てくれない。これだけ勉強しました、これだけやりましたはいいけれど、結果が出なければ空しい徒労という。

努力は自分に対して誇るもので、他人に対して誇るものではない。

そういうメンタリティーが、私には怒りの対象になる。

今回の看護スタッフは、そういう意味では、いいと思っただけである。

大切なものをひとつだけ

二〇〇八・二・一一

私の考えでは、人は最も大切なものをひとつだけ手に入れるように行動するべきだと考えている。それを規定する大切な基準は時間。

今最もやらねばならない、最も手に入れなければならないものを、自己に問い、それを手に入れるためにすべてのエネルギーをそれに集中する。

海外でもし医療を志すことがあるなら、今大切なものをひとつだけ選び、それ以外は捨てていく。結果的に、いくつも手に入れることもあるが、それは、副次的なものだと考える。

患者のために働きたければ、今そのことに集中する。それ以外にエネルギーを漏らさない。知識をつけることもいいだろう、お金を保証されることも、いいだろう、地位を約束されることもいいだろう。しかし、それは今でなくても手に入るものばかりだ。

今しかできないことを、今する。今手に入れる。それが時間を大切にするということだ。

少し智恵のある人ならば、経験こそ宝だと分かるはずだ。経験こそ、根である。知識は枝葉に過ぎない。知識は経験によって智恵に変わるが、経験がなければただの情報に過ぎない。そのことをよく多くの次世代に考えてもらいたい。知識をつければ何か新しい世界が開けていくように勘違いをしているが、それは幻想に過ぎない。

どうせなら本物にならなければならない。

本物に触れれば、偽者の自分では自己嫌悪を起こしてしまう。本当のチャンスは渋い顔をして、片目をつぶってやって来る、と言う。何かしら自分にとっておいしい話は、自分の欲の部分に反応してそう感じている。そのつけは、人生で償う羽目になる。

二〇〇八・二・一三

忙しく働く医師たち

最近接することの少なかった、日本国内で働く医師たちに、少し接する機会がなぜか増えている。理由はよく分からないが、以前とはその出会いの状況は違い、学会とか勉強会ではなく、海外であったり、私の講演会、学園祭などの機会が多い。

彼らはかつての私の姿かもしれないが、客観的に見ても、よく働いている。そして疲れている。現状になぜか不安と閉塞感を感じている。本当によくやっていると思うだけに、気の毒になってくる。

きょう、以前にのどを割り箸で突いて死んでしまった子どもの裁判の判決が出ていた。医師は無罪だそうだ。さまざまなコメントを読むと、親が悪いという人や、医師が気の毒だという人や、いろいろだが、私は本当に皆、気の毒というほかない。

こんな時、私は思う。このような裁判をする前に誰か本当に裁判官以外に、お互いの立場を調整したり、何とかならなかったのだろうか？

お互いが自分の非を少しずつ認め合い、せめてこの亡くなってしまった子どもの記憶が、これからの子どもたちの健康と命に繋がるようにともに動ければ、かわいそうなこの子どもの生は、本当に意味のあった生に昇華されるような気がする。

忙しすぎる医師たちは、この国のシステムが作り出した存在だと思う。突き詰めれば、自分たちが生み出しているとも言える。

私たちはもしかしたら、もっと多くの税金を払い、もっと多くの医師をつくるのか、税金を払わず今のままで私たちも医師もこのまま耐えていくのか、という岐路に立たされているのかもしれない。

ラッセル車のごとく

二〇〇八・二・一六

私が最近よく使うフレーズがこれ。

「（ラッセル車のように）踏み潰《つぶ》して行く」

という表現。踏み潰すものは、困難、中傷、批判、コンプレックス、否定的な自分、弱い自分の心などなどである。

一面の真っ白い雪の中を切り裂くように走って行くラッセル車は、私たち自身でなければならない。ただひたすら前に進んで行く。何事もないように、雪の重さなど感じさせずに前へ進む。

私たちも、困難にあっても、ひるまずただひたすら前を見て進む。だから私の周りにいる人たちが弱気になったり、ひるんだりしている時、私はすかさず、

「踏み潰して進んで行け」と指示を出す。

これから私たちが成し遂げようとしていることに思いを馳せれば、ひるむ必要など何もない。胸を張って前へ進む。

自分の中の宝のありか

二〇〇八・二・一八

きょう、妻と話をしていてある話題になった。

今、妻が読んでいる本の著者（心理の分野の人）について、妻はこの人はすごい人だという意味のことを言ったので、私も同意した。しかし、「私は自由なんだ」と妻に宣言した後、ある質問を妻に投げかけてみた。

「どうして、宮本武蔵や植芝盛平（合気道の開祖）は、達人になったのだろうか？」

「どうして、孫正義（ソフトバンク社長）はあんなに事業ができるのだろうか？」

妻は訳の分からない質問に、ポカンとしている。

私は、こう答える。

「彼らが才能があったからだ」

剣術や体術武道、あるいはビジネスであれ、同じことをしている人はごまんといる。その中でなぜ彼らが、そのように達人になれたかと聞かれれば、才能があったからだとしか言えない。運や出会いも才能だと考えている。

ひとつ何か大切なことを言えば、彼らは自分の才能をいちばん発揮できる分野に生きている。

だからそれを見つけることが才能を発揮するための必要条件になる。

私は誰かを崇拝したりはしない。そのすごい心理の分野の人だって私たちと何も変わらずに育った普通の人間だった。少し見栄と向上心が強かったので外国に留学して、勉強していく中で、あるときスイッチが入った。そしてそこを突破口にして今を築いていった。そういう経過だと思う。

誰もがこうなれる可能性はある。その宝のありかを見つけるだけだ。私はあるときには、ある人の考え方に傾倒する。またあるときには、別の考え方に傾倒し、あるときには数人の考え方を混ぜる。誰の考えも採用しないこともしばしばある。そして、最後は自分の経験を振りかけて、勝手に哲学や考え方をつくっている。

誰をどのように使うかは、私には自由である。何人ものさまざまな分野の達人たちが、私の中で融合している。新しい世界を生み出していく。そして誰の考えにも染まらない。

私は私のオリジナルな人生をいちばん信用している。

だから、誰かを崇拝したり、狂信的に傾倒したりしない。私は自由である。

天職の見つけ方

二〇〇八・二・二〇

妻がきょうも再び私に質問を投げかけてきた。

「自分がどの分野に向いているかとか、どういう分野に才能があるかをどうしたら発見できるのでしょうか？」

特別な才能を発見する、あるいは、その人の天職を発見する方法は、私にはひとつしか見当たらない。

「目の前の仕事に同化するほどに、没入を繰り返すこと」

少し説明がいるが、たとえばそれが掃除であろうが、料理であろうが我を忘れて、必死にやってみる以外にない。そうすれば不思議と自分の才能ある分野にたどり着いている。

だまされたと思って若い人たちはやってみてほしい。本当になるから。しかし、何年でそこにたどり着くかはその人に与えられている縁だから分からない。

この「同化」と「没入」ということがキーワードになる。

同化は少し説明すると、一流の野球選手が球を打つとき、自分の手や腕とバットの境界がなくなるような感じといえる。あるいは、一流の武道家が、腕の延長線のように剣や槍を使うのに似ている。すなわち一体化。その事象と、合一すると言い換えることができるかもしれない。これは単に物質的なことだけでなく、場や時にも当てはまる。これを呼び起こす秘訣は没入するということ。

これから起こるものは、すなわち自我の消失、もっと簡単に言うと、我欲の消失。自分の進路を塞《ふさ》ぐのは、つねに欲、自分の欲であるように思う。才能や天職を見つけたければ、瞬間瞬間に我欲を消し去っていかないといけない。それがうまくいかないと、人はやがてはその天職にたどり着くかもしれないが、時間を失う。

知らず知らずのうちに我欲の罠にはまる。自分では何だかんだと理由づけして、うまく自分をごまかしながら生きていけるが、きっちり自分で人生という時間を消費しながらつけを払う羽目になる。

理性だけで考えているうちは決して直線では進めない。最短距離をいきたければ、心と感性で人生を摑《つか》み取る必要がある。

だから私は、その時に一番大切で、一番必要なものたったひとつだけ、それだけを取りにいかねばならないと言っている。

その目標は、航海での星の役割を果たす。あとはその星の方向を一度見定めたら、我を忘れて必死に舵《かじ》を取る。ひたすら漕ぐ。時々星の位置を確認する。そして漕ぐ。

この繰り返しで、才能を開花させていく。

島民たちの生の声を聞け

二〇〇八・二・二三

先日長崎に行ってきた。長崎の離島にスタッフを送る計画を実行するための話し合い。長崎県庁で話し合った。

東京からこのために、わざわざある代議士が駆けつけてくれて、私たちの後押しをしてくれた。僻地医療の強化は本来、国や県など行政の仕事だ。それを私たちも少しは力になれればと民間人の立場で思っている。

が、しかしである。肝心の行政が本気でそれを改善したいと思ってはいない。

地方での医療不備は、きわめて人災に近い要素もある。

二百の有人島を有する長崎で、行政の人の口から出た言葉は、医療従事者の不足は聞いていない、というものだった。そんなわけはないだろう！　都会でも不足している医師や看護師が、地方のしかも僻地に十分いるはずがない。僻地で働く医師も看護師も悲鳴を上げている。

だから、そこの住民たちは本当に気の毒な状況になっている。しかし、そのことを県政の上層の人たちは理解していない。

忙しいのは分かるが、一度、時間をとって、島々を訪れ、医療従事者や島民たちの生の声を聞いてみたらどうだろうか？　私ならばそうする。

生の声を聞かずして想像や報告だけで、真の政治は実現できない。東京からそのためにわざわざ駆けつけてくれた今回の代議士のように、本当にいいことだと思ったならば、たとえたった一人の国民や県民の声にも耳を傾け、実行に移すべきだ。

二〇〇八・三・五

ある少女の物語

前に書いたやけどの十八歳の少女のその後。

五歳で全身にやけどして、両腕と胴体が引っつき、顔が半分溶けていた。溶けた顔の奥に口があり、胴体についた片腕はかろうじてその口に通じる穴に届き、そこから十三年間食物をとって生きながらえてきた。

この少女の手術をこの数ヵ月間、繰り返し行ってきた。今回、ようやく顔の輪郭をはっきりさせる手術を行うことができた。若い医師たちや看護師たちが朝から何件も続く手術にもめげず、夜九時ごろ手術が始まった。毎日このような調子で、疲労困憊《こんぱい》しているはずの私たちのスタッフ。

手術が終わり、宿舎にもどったのは、明け方の四時を回っていた。しかし誰もがその顔に微笑を浮かべ、満足げに見えた。幸せそうに見えた。

ミャンマー人スタッフも日本人スタッフもともに、彼女の明るくなった未来を祝福していた。

どうか、この少女が明るく幸せに生きていけますように。今までつらかった分、これからはいいことが雨あられのようにこの子に降ってきますように。

その少しのおこぼれが、この子の未来に関わった私のスタッフたちに当たりますように。そう満天の星が輝く天を、仰いで呟いてみた。

二〇〇八・三・二〇

無駄や欺瞞《ぎまん》を乗りこえて

自分たちがやっている世界にも流れがある。

分かりやすく少し大げさに言えば、江戸時代の末期、開国のころの日本に例をあげてみる。外国を追い払うことに命を賭けた人たちがいたが、多くが志を達成できず、散っていった。

多くの人たちは、ほとんど、イギリスやアメリカとうまくやっていく、と決めて動いた人たちだった。

そこで考えてみた。果たして日本が一つにまとまれば、外国を追い払い、鎖国を再び決め込むことができたかどうか？　あるいは日本独自の独立を成し遂げることができたかどうか？

私の答えは、否、である。

当時の西洋と日本の力の違いは大きく違っていた。

日本が、植民地にされなかったおもな要素はいくつかあるが、西洋諸国のパワーバランスの中でそうなったように感じる。

彼らはいく度も内政不干渉の条約を取り決め、けん制しあっている。

強大な国々のパワーバランスの中で許される日本独自の生きる道を、見つけていくという選択だけがあったのだ、と思う。

翻《ひるがえ》って、私たち国際協力の世界もそうだと思う。この世界は、キリスト教の考えをベースに援助の意識、方法、形態がつくられやってきた。その最たるものが国連だと思う。

おそらく、私たち自身は独立自尊でやれば、ある程度の大きさになったところで、この世から消えてなくなる運命だと思う。なぜなら、知らない間に日本人も含めて多くの人は、国連のやり方を基準にすべてを考えている。それを知らず知らずに受け入れている。

そのような大きな組織はいいことも悪いこともすべて大きく併《あわ》せ持っている。そこは、大きな無駄と大きな欺瞞《ぎまん》があるかもしれないが、それがこの世界の流れなのだ。

江戸末期の日本と同じ選択を私たちもまた迫られている。大きな無駄と大きな欺瞞を抱えて国際協力をやっていくしか選択肢はない。日本に開国しかなかったように。それが嫌ならば誰にも気づかれないような小さな規模で我慢するしかない。そして、自分がやめたら、後はこの世から消えてなくなる。どこの組織も、少し大きくなれば無駄や欺瞞を抱える。

しかし私は思う。それでも、その中で人間としての美しさを示してみたい。日本の素晴らしさを示してみたい。

それらの考えや大きな流れに心まで飲み込まれることは、断固拒否しようと思う。

過渡期

二〇〇八・三・二二

最近、とくに自分自身が医者としての過渡期にあるように思う。正確には、医者というアイデンティティーを脱ぎさって別の何かになろうとしている。人によっては、私自身が、一人の医者として、患者たちのために生涯やってもらいたいと期待している人たちも多いが、おそらくその形は少し無理かもしれない。人にはそれぞれに本分がある。私の本分は、むしろ教育者に近い存在になると思う。十代の頃、わが身をかえりみず、教師になりたかった。なぜだか分からないが、それが自分の天職のような気がしていた。しかし、気がつけば、医者になっていた。医者になったころ、外科医になろうと思った。しかし、小児科がどうしても足りなくなって、地域の人たちのためにやってくれないかと言われ、しばらく小児科でお世話になった。

海外で働くためには、産婦人科もできて、分娩が安全にできないといけないと考え、寝る間も惜しんで東京の病院でしばらく産婦人科をやった。いったい自分は、何をやっていくべきか悩んだ時期もある。あいつはいったい何をやるつもりだと皆が思っていた。

はじめて二年間海外で働いた時、お腹が膨《ふく》れて亡くなってゆく子どもたちを、何人も見てきた。私は外国人で、むこうの医者たちが診《み》ている子どもの患者を私が救ってやるとは、とても言えなかった。その時の自分には無理だった。それで、今度は手術が必要な子どもたちを救える医者になりたいと思い、小児外科を学んだ。

今、すべてが繫《つな》がった。小児科も、外科も、産婦人科も。すべて私の一部になり、今多くの子どもたちを救うことができている。今、私が若き日、なぜ教師になりたかったのかも少しずつ、霧が晴れてゆく。そこに、確かに天職への道があったのだと、何となく感じている。

二〇〇八・三・二七

窮すれば通ず

暑い季節がやって来た。三十五度くらいあるかもしれない。

若い先生や看護師さんたちはそれでも元気そうで、見ていてうらやましい。相も変わらず昨日も就寝時間は午前四時だった。これから十日間はこの生活が続く。

彼らと話していると、それでも自分はここで何かをやりきるという覚悟があり、立派だと思う。彼らがここへ来た数ヵ月前、こんな人たちではなかった。よくいる日本人たちと変わらなかった。ただ何かを得ようと一歩前へ出ただけの段階だった。

しかし今は違う。立派な若者だと、誰もが言うほどに変わった。

今の日本人に足りないものは、道を示す指導者と自分を磨く環境かもしれない。

最近触れた中国の古書の言葉に、

「窮すれば変じ、変ずればすなわち通ず」

というものがある。人生もこのような環境が必要だということだ。

二〇〇八・三・三一

自然に見送りたい

二年前、全身に腫瘤が無数にできた女の人が来た。外国人の名前がついた病気で、いわゆる〝エレファント・マン〟で有名な遺伝の病気だ。顔が変形し、体は大きなイボだらけ。まさに顔は変形し、象のようになっていた。

この人はどうしてこのような人生を背負わねばならないのか？　と見ている人間がつらくなるほどだ。顔を隠し、三十年も生きてきた。それだけでつらい。

この土地では、学問をして見返してやるというような選択肢もなく、母と二人、つつましく生きてきた。

いつものように、顔の変形を治す手術に挑戦し、数ヵ月後、彼女の顔からいつもそれを覆い隠してきた布切れは取り去られた。

それからしばらくは今までの人生よりも少しだけ幸せそうに見えた。

彼女は明らかに明るくなった。二年前のことだ。

その彼女が今回、立てなくなったといってやって来た。足が痛い。手が腫れる。私に何ができるだろうか?

彼女は乳がんだった。転移もしている。足が痛いのは、転移で骨が溶けているからだ。

じつは、一年少し前、彼女が外来で胸にしこりがあることを私たちに告げていた。しかし、私は無視を決め込んだ。そのころ、そのしこりはもう十分大きかった。数センチはあった。もし乳がんだったら、日本であらゆる治療をしても厳しい大きさだろう。だから敢《あ》えて見逃した。

彼女にはお金はない。苦しい抗がん剤治療や、胸を全部取るような手術をしても望みはあまりないのだ。そのまま、自然に見送りたいと思った。そして今、私の前に彼女はいる。私は何もできずに、痛み止めと笑顔を振りまくだけの状態だ。

私は神ではなく、その選択が正しかったか、そうでなかったか分からない。

苦痛のために少しゆがんだ顔で、ベッドから時々私に見せる笑顔が、とても素敵で、私の心に突き刺さる。

二〇〇八・四・一三

水祭り

ミャンマーでは、この季節、水祭りで、日本で言うと、お正月とお盆が一緒に来た様相を呈する。この季節には、患者は何が何でも家に帰ろうとする。

だからこちらも何が何でも、家に帰すために辻褄《つじつま》を合わせる必要がある。

1. 四月には大きな手術は予定しない。
2. 水祭り前、一週間で手術はすべて中止する。
3. 長く消毒期間がかかる患者は、患者および家族に消毒の方法を教え、自分でやってもらう。
4. 水祭り期間中は、日本人も現地を離れる。

毎年、儀式のようにこれを繰り返している。

先日、子どもの術後が芳《かんば》しくなく、傷が感染で開いてしまった。仕方ないので、この水祭り中も、日本人が残り、入院を継続し消毒を続ける予定であったが、家族が、どうしても村に帰る、と強行にこれを拒否し、仕方なく間に合わせの手術を再度敢行した。やはりその後、消毒の仕方を教え、帰すことになる。大丈夫かどうかいつも不安だが、一月後、われわれが帰って来たとき、たいていはどの人もよくなっている。不思議だが、人間の治癒力はすごいなと思う。

私たちのしていることは、あまり大したことではないのかもしれない。

二〇〇八・四・一七

自分を見つめてみる

最近私の周りで起こっていることには、ある関係性があるということが分かった。それは一言で言えば、「自分の本心を見つめる」ということだった。

人は結構、正義感を振りかざして、他人のためにと主張する時があるが、自分の状況を他人に投影していたり、自分の隠れた本心だったりする。

たとえばある会社で働いているサラリーマンが、居酒屋で会社や経営者の愚痴をいってストレスを発散している。友人に、お前は能力があるのにそんなに給与が安いとか、もっと高い地位にいるべきだと言っている。私にはそれは友人ではなく、自分がそうなのだと聞こえてくる。家族が、友人が、困っている人がと……それらは自分が、自分がと私には聞こえてくるのだ。

これを繰り返すと、自分が正義を背負ったようになり、ブレーキが効かなくなる。

本心を見つめ、つねに私はどうなのかと、まず自分のこととして受け止めてみる必要があるのではないだろうか。

二〇〇八・四・二〇

ただ一つの存在になる

さまざまな問題があったが、ようやく組織化が始まる。

それぞれがそれぞれの役目を認識したとき、組織として動き出す。誰かが自分の代りをしてくれるわけではない。自分こそがやっていくのだという気持ちが大切だと思う。

与えられた仕事だけこなすのは、他人に人生を乗っ取られているのと同じだ。

自分でさまざまな工夫、挑戦を繰り返してみると、何やら人生やりがいを見出すだろう。

この世にただ一つの「一」になりたければ、果敢に人生に挑戦し続けるしかない。

私にできることは何なのか？　私にしかできないことは何なのか？

本気で求めれば、時を置いて答えは与えられる。

人生のしわ

二〇〇八・五・三

昔、もう十五年ほど前、顔の奇形の子どもに手術をしていた。何度やっても、うまくいかず、自分の力のなさを恨んだ。

どうすればうまくいくのだ、と夢の中でも考え続けた。

毎日たった四時間の睡眠時間しかなくても、寝ている自分が、見ている夢の中でまた自分が寝ていて、そして夢を見ている。そこで一生懸命、その子の手術を行っている。ああでもない、こうでもないと苦心していた。

翌朝起きて、その子どもの手術を、再び行う。やはりうまくいかない。

時間が経ち、結果が出て、親の顔が曇る。私の心が曇る。その子の将来も曇る。

私がもう少し、力があったら、と何度もそう思った。

誰も頼れず、誰も教えてくれない。異国の地で、たった一人だった。

あの子は今どうしているだろう?

いつも、かつていたあの町のそばを、車で通り過ぎるとき、あの子どもを捜したくなる。見つけ出してもう一度、手術をやらせてもらいたい。時間は逆には戻せない。

私は誰よりも、多く敗戦を経験している投手のようなものだ。その昔、日本のプロ野球でもっとも敗戦を喫した投手は、もっとも多く勝利した投手でもあった。おそらく私も、そうかもしれない。多分、多くの勝利をあげていることだろう。

しかし、いつも思い出すのは負けたときの自分とその患者たちのストーリーなのだ。もしかしたらこれが価値ある、「人生のしわ」なのかもしれない。

二〇〇八・五・五

意識をつなぐ

意識をつなぎ続けるということは、意味あることだろうか？

何年も前、治し切れず見捨てざるを得なかった子どものことをいつも気にしていた。ある時、その子を訪ね見つけ出し、治療に踏みきり、命を助けることができたこともあった。あくまで結果的にだが、なぜ、そんなにうまくいったかを考えたとき、ひとつは私がその子どものことをいつも忘れなかったことがあるように思う。

その子のことに意識をつなぎ続けていたからだと思う。

今回も、この帰国前、生まれつき肛門がない腸閉塞で生まれてきた子どもがいる。生まれて早期に、人工肛門を施され、二歳になって肛門を造るために私の元にやってきた。手術はうまくいったが、術後の管理が悪かったために、傷口は開き、感染状態のまま帰宅させる羽目になった。

親を説得し、何とかこの彼らにとって大切な水祭りの期間も、日本人が残り治療を続けようとしたが、どうしてもこの期間を村で過ごすと、帰ることになった。

消毒の仕方を親に教え、泣く泣く家に帰した。

今、その子はどうなっているのだろうか？　私は意識をつなぎ続けている。

先日来日した現地スタッフにも、現地に戻りしだい、村へ連絡をつけるように指示を出している。今の私には距離は無関係に患者のことを考えるという習慣ができた。

意識をつなぎとめることが、将来子どもたちに少しでも幸を呼ぶのであれば、そうすることが医療者の務めかもしれない。

サイクロンの救援活動*

二〇〇八・五・一五

十一日からヤンゴンに到着し、救援活動をできる限り行っている。

軍や政府もがんばって救援活動を展開しているが、何分、範囲が広く、すべてをカバーできてはいない。

昨日は五千人のキャンプに医薬品・食料を配給。子どもの下痢などの治療薬を配布

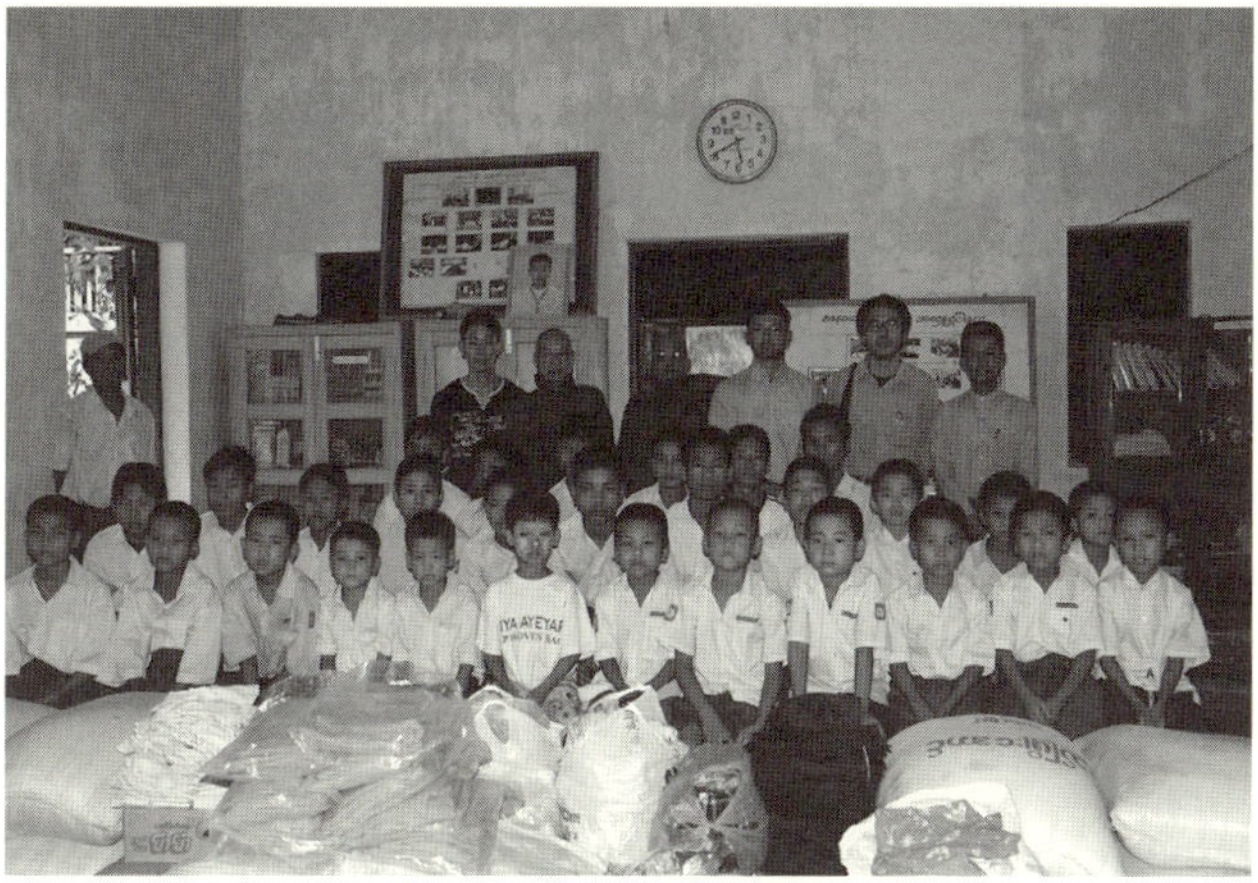

孤児院に物資を届けた時。最後列右から 2 番目が著者

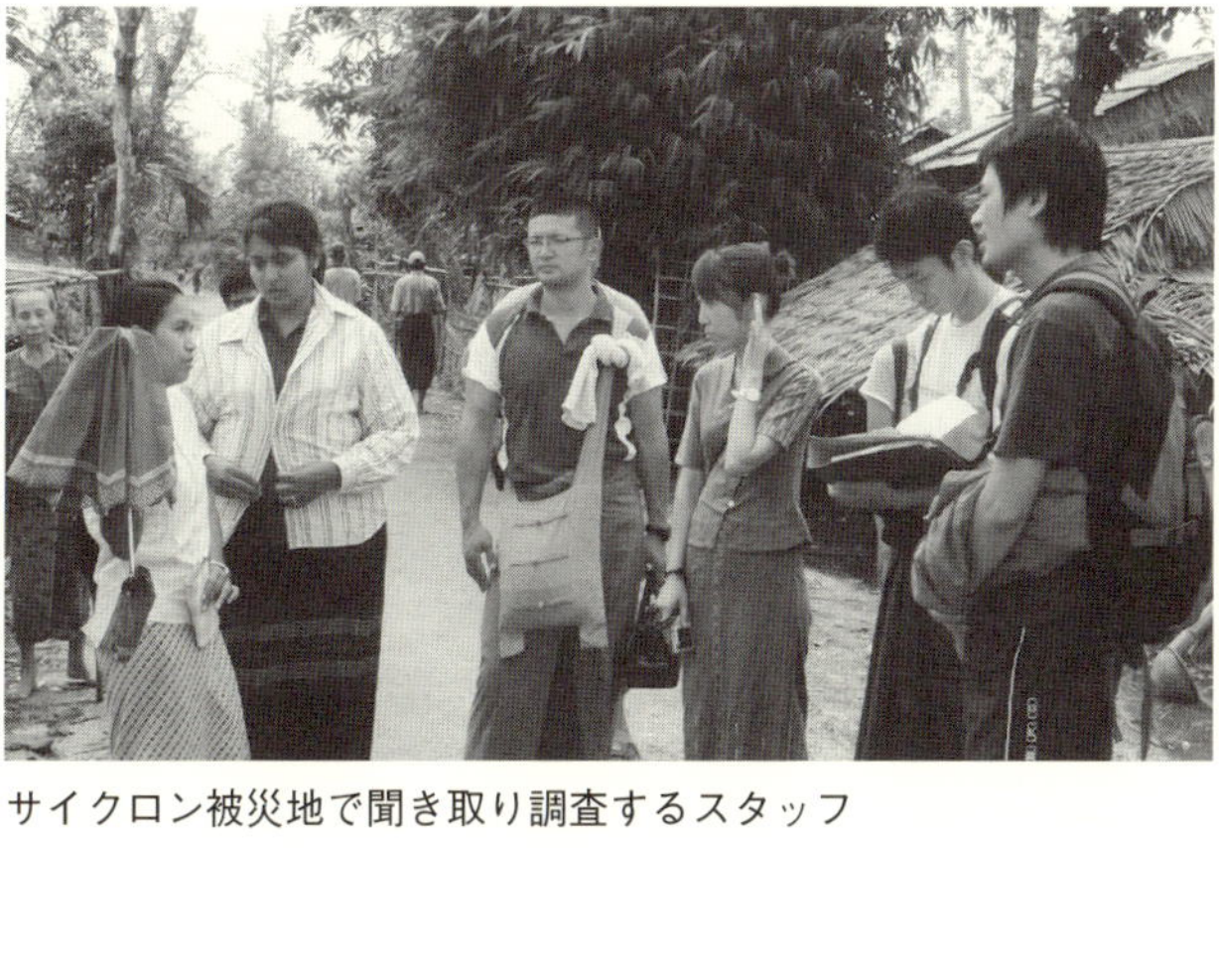

サイクロン被災地で聞き取り調査するスタッフ

した。明日は三十キロにおよびサイクロンが根こそぎ破壊しつくした地域に、一トン以上の医薬品、食料、子ども用の衣類などを届ける。数千人規模の人々を対象に配布をする。

少しでも末端に必要物資が届くよう、感染症のアウトブレイクに備え、適切な医薬品の配布を行うということを目標にしている。

多くの避難民がいる寺院を中心に、文化、伝統の中心的役割を果たしている僧侶たちの協力を得ながら、しばらくがんばってみたい。

こういう時こそ、秩序の担い手である僧侶には期待している。

二〇〇八・五・二三

取り残される村

実際に支援活動をしてみると、さまざまなことがわかってくる。

大きな幹線道路の近くは、早く物資や支援が届く。道が貧弱な地域は、ほとんど届かない。

大きな災害になれば船でしかいけないような小さな島は、最後まで取り残される。そこでは食料を仕入れるすべもない。

現地スタッフが発見したある村の報告をのせてみたい。

「今日はカンマという村に物資を配給してきました。三回目の配給です。

ここはポンジー（僧侶）もしっかりしており、もともと大きな町の近くにあり、企業や政府の配給も受けており、そこまで困っている感はありませんでしたが、カンマの手前に、政府からも村の存在に気づいてもらえてない村を発見しました。そのため、政府やそのほかからの配給がいっさい届いていません。僧院や学校も村にありません。セアマ（看護師）ももちろんいません。もともと車がやっと通れるほどの道に竹が倒れており、徒歩とバイクで物資を運びました」

誰にも気づいてもらえないようなこのような人たちに、何かできることがまた私たちの喜びでもある。

二〇〇八・六・九

伝統や文化と折り合いをつけて

本当に助けたい人は、別に組織に頼らなくても一人でもやるんだろうと思う。

私たちがうまくいっている理由はひとつ。

現地の文化や伝統、慣習を決してないがしろにしない形で、援助を展開しているか

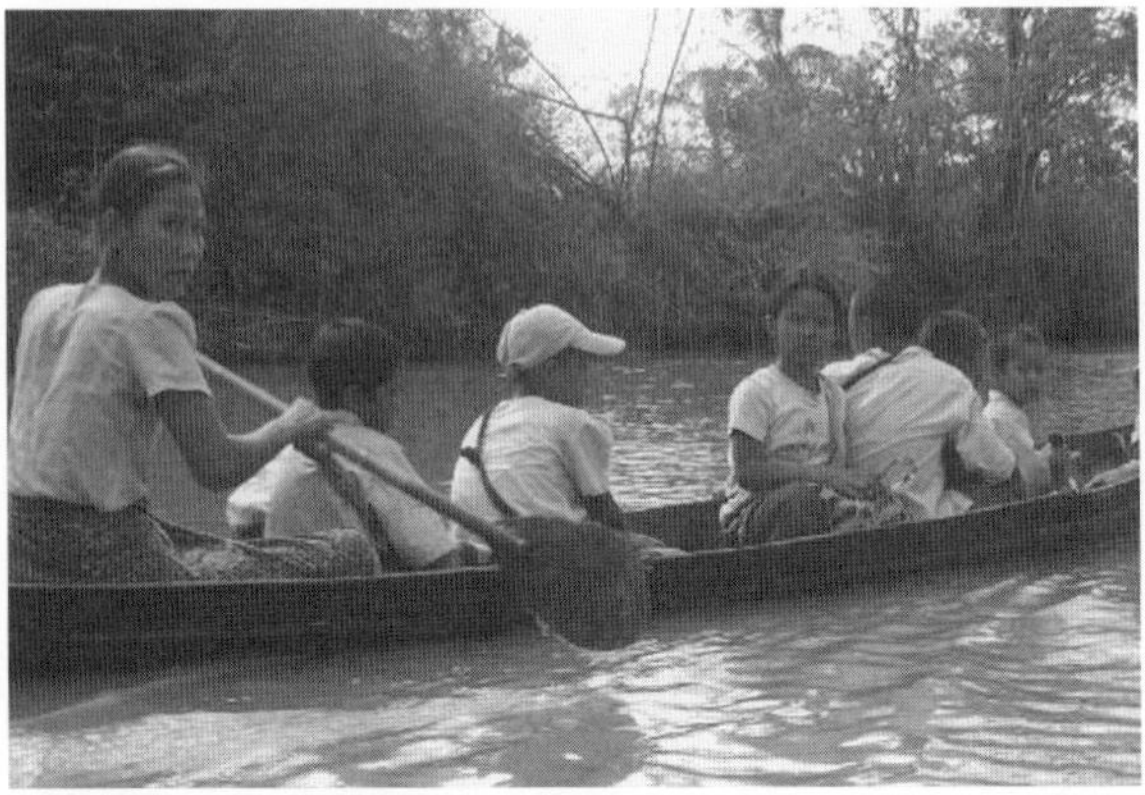

村ではボートが交通の中心　サイクロンでボートの三分の二が失われた

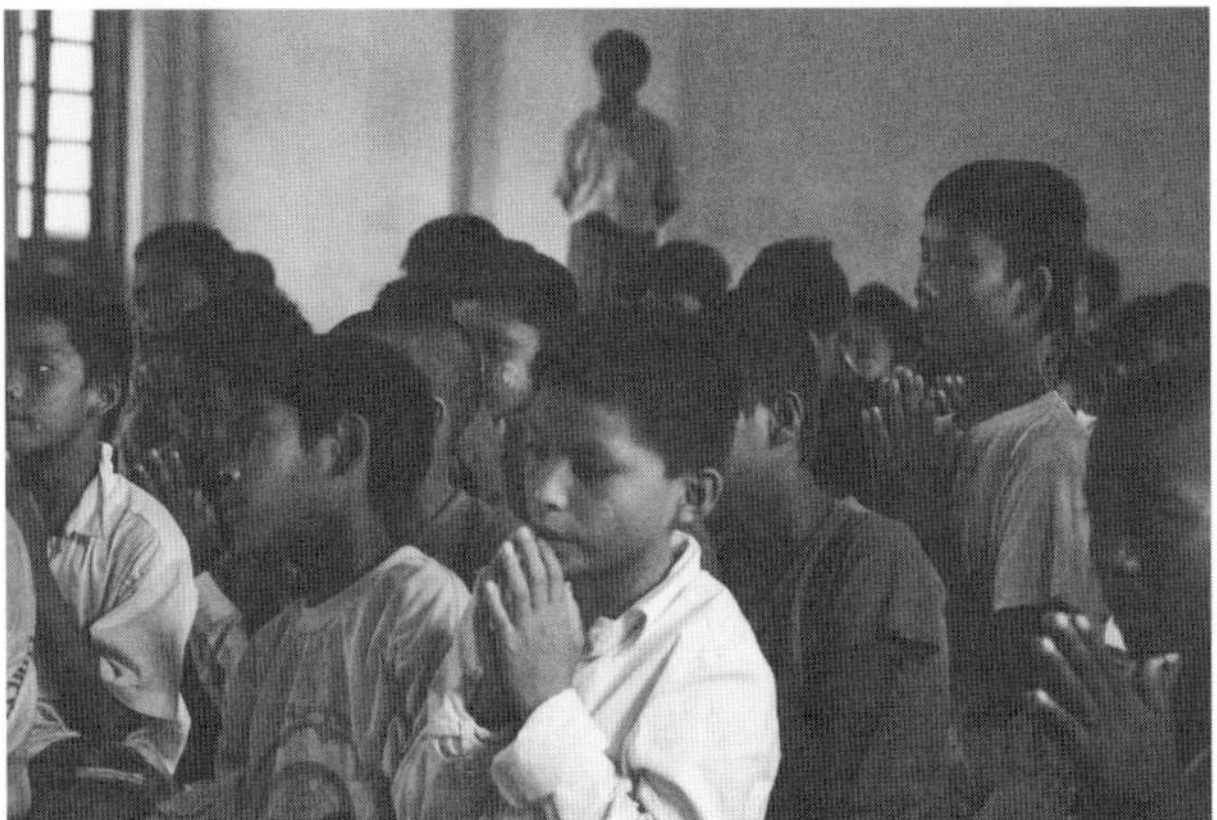

孤児院の少年たち　祈りの先が少しでも明るい未来になりますように

らだ。

人命最優先、もうそれには遅すぎる時期ではあるが、という状況下でも、われわれの価値観を押しつけ続けるだけでなく、現地の伝統や文化と折り合いをつけていく。だから、現地の人々も協力してくれる。そして大きなことが成し遂げられていく。お金でやれることもある。たくさんの人も雇えるだろう。大きな組織はそれもありかなと思う。

しかしそれとは別の、アプローチの仕方もあると思う。

＊サイクロン……二〇〇八年五月二日夜から三日にかけて、ミャンマーを大型サイクロン「ナルギス」が直撃した。後には約十四万人の死亡・行方不明者を出し、甚大な被害をもたらした。

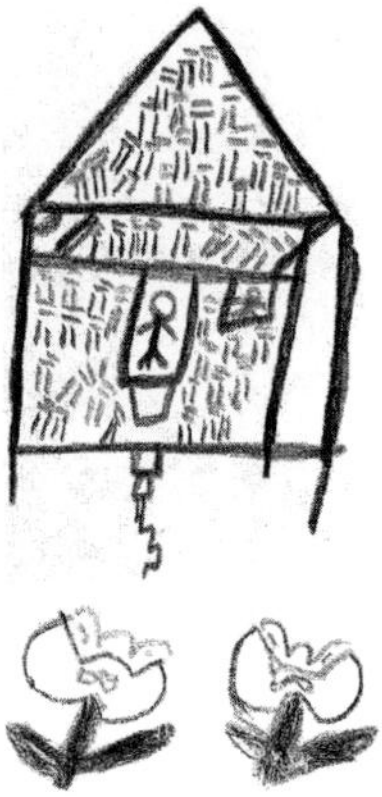

မောင်ဒေါင်ဖြိုး

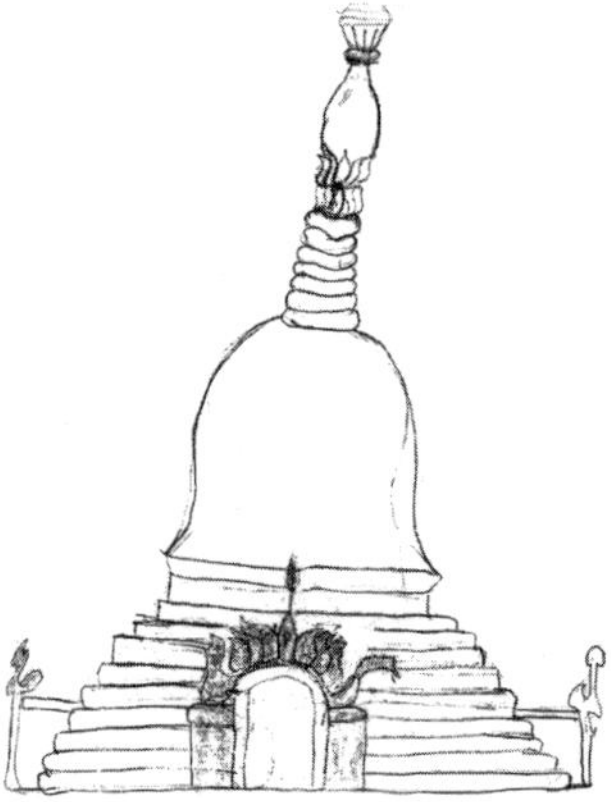

Mg Min Thank Hein

第七章　子どもが三百ドルで売られていく！

――国境の貧しい子どもたちを救え！

（二〇〇八・七～一二）

息を吸うように自然に

二〇〇八・七・一五

先日、広島へまた行ってきた。ある僧侶の方に、支援をいただいている関係で、時々会いに行く。齢《よわい》八十を越え、ますます元気で、エネルギー溢《あふ》れる方である。先日は長谷川看護師を同行した。

私がいつも言ってきたことと重なることも多い。私は私の経験から汲み取ったものだが、この方は原爆体験をはじめとしてさまざまな苦労を背負っており、その経験談には、かなり言霊《ことだま》がこもっている。

そして、宗教家としての観点からとてもわかりやすく話される。いちばん印象に残っているのは、次の一言だった。

「逃げることなく、業を迎え撃て」力強い言葉であった。

長谷川看護師も、ついついおごっている今の自分が打ちのめされたようだと言っていた。このような方の話は多くの人に、宗教の垣根を越えて聞いてもらいたい。この方の経験は、すでに宗教を超えている。だから尊い。

一年を過ぎると、多くの人は言葉に出さなくても皆、無償でやっているとか、自腹を切ってやっているとか、自分の時間をこの組織のために使ってきたとか、心の中で思ってくる。恩着せがましく言われるくらいなら一人でやる。

そう言えばとふと私は思ったのだ。

どうして私は自分がそのように思わないのだろうかと？

自分で創った組織だからか？　答えはノー。

いつも楽しくて仕方ないからか？　それもノー。苦しいことばかりだ。答えはよく自分でも分からないが、息を吸うように、当たり前すぎて、意識すらしなかった。

給与が出ない……当たり前。お金がほしければ他のことをしている。自分の時間やお金を使ってきた……当たり前。自分の人生を自分でそうすると決めたから、後悔はない。

だから、当たり前すぎて、そういう人たちのたいへんさがうまく理解できていないのだと思う。思わぬ苦労をかけているかもしれない。その僧侶の方が、若い長谷川看護師にこう言ったのだ。

「私が今の考え方を身につけて、あなたの年齢になれたら、どれほどいいかと思う。あなたがうらやましいよ」

時は金なりだ。いちいちお金のことなど、気にしていられない。

今を犠牲にしない

二〇〇八・七・二三

目指すものは何だろうか？

皆、何を求めて、このような活動に参加するのだろうか？

最近、とくに深く考えている。

医者としてすでに真ん中あたりを過ぎて、若いころを振り返り、目的もはっきりしない中、上を目指して皆、やっていた。

アメリカへ行けば、何かを手に入れることができるかもと、出かけて行った仲間。

外科の腕を磨けば何かが生まれると信じて、ひたすら働いていた仲間。

若いころから、偉くなるといってはばからなかった仲間などなど……。

皆、今ごろどうしているだろうか？　目的は達成したか？　それで今、幸せか？

それはあたかも、太陽に向かって、進む蝶の群れのごとくであった。

どこまで、偉くなろうと、海をまたいでどこへ行こうと、医者としての本当の幸せなど手に入りはしない。

もし医者としての幸せがあるとすれば、今、ここに、それはある。

来年、もっと腕を磨いてやって来たいといって、二度とやって来なかった人も一人や二人ではない。自分の人生に本気の人間は、つねに今、勝負する。そして負けたときに、考えるのだ。人生はそう長くはない。医者や看護師としての時間など、もっと短い。不平不満を言うまい。未来のためにといって、今を犠牲にしない。そのときにはまた、今を犠牲にして、未来を作ろうとする。そしていつまでも、幸せはやってこない。

二〇〇八・七・二四

人生で宝の場面となる時

きのうの続き。

今を、精一杯生きられたらどれほど、幸せだろうか？

私たちは、本当に恵まれている。

今から四十年前は、少なくとも、日本人は家庭や家族のために自分の可能性を放棄してきた人も多かった。うちの親父などはその最たるものだ。

私より、はるかに才能に恵まれ、はるかに優秀だったが、うまく生きることができなかった。家業を継ぎ、時代に翻弄され、エネルギーをもてあました。

毎日のように、お酒を飲み、友人たちと週末はマージャンに興じ、生きていた。

時間をもてあましていたのだろう。才能をコントロールできなかったのだろう。同じような年齢になってみて、そのことがわかり、気の毒に思える。私たちには、十分なチャンスが与えられている。

反社会的な行動でなければ、何をしても誰も止めはしない。自分さえその気になれば、才能をもてあますことも、時間を無駄に過ごすこともしなくてもよいのだ。人間は暇すぎると、ろくなことは考えない。忙しく、しかし、着実に自分の人生を楽しむべきだ。

一流の人たちが、おそらく将来自分の宝としている思い出は、何かの授賞式のワンシーンではない。野球の選手ならば、バッターボックスに入って、いい仕事をやり遂げたシーンであろうし、科学者も人からほめられたり、持ち上げられたりした場面ではなく、有名な賞を受賞したときでもなく、自分の研究が達成された瞬間こそ、本当に人生で宝の場面になる。

私たち医療者は、患者たちが癒されていくその過程に存在する瞬間瞬間、これこそがおそらくもっとも大切なシーンではないかと思っている。

苦しむ子どもの痛みが、消えるとき。病に苦しんでいた子どもが癒され、母親がそっとその子どもを自分の懐に抱くとき……。

そこには、地位も名誉もなく、ましてやお金など入り込む余地などない。このことを繰り返し、次世代の人たちには感じてほしい。

大して長くない人生の中で、本当に求めるべきものは何か？　形なきものの中にこそ、本当の価値は眠るのだ。

二〇〇八・七・二七

患者を治療する恐怖

私はいつも患者を治療することが、恐ろしく感じている。かつて私の責任から命を失っていった人たちのことをいつも思い出す。

どう考えても医者の責任は重過ぎる。人の命など簡単に預かることなどできない。きょう、五歳の子どもが死にかけた。大手術でもない手術の途中で、突然息が止まり、心臓が止まった。

かつての苦い記憶が蘇り、どうしてまたこんなことになってしまうのだと、何度も自問した。

運よく、それは私の力でもなく、まったく運よく、子どもは息を吹き返し、心臓は元気よく打ち出した。親からは心からお礼を言われる。

本当に、針のむしろのようだ。

むしろこの子の異常を、術前に見抜けなかった私に落ち度がある。分かってもいないから、突然に事態が襲ってくる。悲しいことだ。

その後一人の看護師が、私の元にやってきてこう言うのだ。

「すみませんでした。私がもう少し早く気がつけばよかったのですが……」

またもや針のむしろがしかれる。このようなことがあるたびに医者を辞めたくなる。もう十分だと自分でも思っている。

しかし、このような経験を未来に生かせなければ、亡くなった患者たちは二度死ぬことになる。それが分かっているから、悲しくも続けているのだ。どうして医者なんかになってしまったのだろうと今さら考えている。

患者を治療する恐怖は、いつもいつもここにある。

二〇〇八・八・三

一つになる

先日、心停止を起こし、何とか一命を取り留めた子どもが、再び痰をつめ、呼吸停止になった。それまでは自分で何とか呼吸できていたのだが。相変わらず意識が戻らない。待つしかない……。そんな状態だった。

緊急避難的に、気管内にチューブを入れ、大きなバッグで空気と酸素を送り込んだ。ここは、電気事情も悪く、人工呼吸器は置いていない。あっても電圧の関係ですぐに壊れるだろう。酸素もいつも十分にない。そんな施設だ。

子どもが自分で呼吸を再開しない。弱すぎて自力で呼吸できない。どうする？　チューブを抜けば子どもが死ぬ。どうする？　二十四時間、休むことなく、日本人が交代しながら、大きなバッグで空気を送り続けることになった。

一分に十回は空気を送る。休むことなく手でバッグを押し続けなければならない。

私は日本での所用をすませるため、途中、帰国の途に着いた。残されて、二十四時間働き続ける日本人のスタッフたちのために、せめて祈ろう。

一人の子どもの命を救う作業は、そんなに簡単ではない。救えるか救えないか、それは神のみぞ知る。しかし、弱きわれわれは、結果も知らず、ひたすら生への可能性に向かって進むしかない。どうかこの子が救われるようにと、今も祈っている。

小さな子の手術にわが子が重なる

二〇〇八・八・一一

家族の苦しみを共有できるのか？

死の淵をさまよう子どもの家族の苦しみは想像できない。自分も子どもを持ってさらにそれが分かった気がする。

最近、小さな子どもを手術する時、いつも自分の次男のイメージと重なる。少し大きな子どもは長男と重なる。最近は少なくともそのつもりでやっている。

自分の子どもが怪我や病気で大事に至ることなどは想像もしたくないといつも思う。だから最近は必死になって、治療をしている。

若干、逃げ腰で、今いる神白《こうじろ》麻衣子先生におんぶに抱っこになっている。

先日も、子どもの心電図をとって、研修医のように急いで神白先生に聞きに行った。

何せ、自分より優秀な人に聞くに限るからだ。彼女は謙遜するだろうが……。

最近は、私は医者としての驕《おご》りもなくなった。いつでも辞められるし、いつでもやれる。若い医者に追い越されても平気。そうしたらその医者たちに聞けばよい。相談すればよい。という程度にしか感じない。

自分の使命への自覚からだと思う。

心を動かし続ける

二〇〇八・八・一三

必死になって、必死になってやるより他はない。悲しむ顔は、見たくはない。

治療がうまくいかないときは、心の中では、素人のように、右往左往する。

何とかならないか？　何とかならないか？　と必死で考える。

質問は夢の中まで持ってゆく。二十四時間心は休まない。

そうしたら、助かるかもしれない。それしか医者のやることはない。

割り切れない思い

二〇〇八・八・二〇

千人助かっても、一人でもミスが原因で亡くなってしまった人がいたら、何のための治療かと思う。

現地の医者たちがやればもっと成績が悪いのかもしれない。

しかしそれは私には関係ない。環境のせいにもしない。はじめから分かっていることだから。私がどうあるべきか、だけが問題になる。

求められるままに治療を行い、求められるままに患者たちのために働く。しかし、わずかにミスを犯す。

あらゆるスタッフの緩みが、細い流れのように集まって、大きな流れになるように、やがて結果となって現れ、人が傷ついてゆく。

私は、割り切れない思いでいっぱいなのだ。

人を傷つけようと思って、傷つけた場合は、心はそんなに痛まない。

しかし、本気で人を癒そうと思って、その結果、傷つけた、そのとき、本当に心の芯《しん》から自分も傷ついているのがわかる。

泣き続けていた子が成長した少年に

二〇〇八・八・二五

インドとの境にあるチン州のミンダという高原の町に、巡回診療へ行ったことがある。六年前の話だ。

最近、国連の人からある写真が突然私の元に届いた。昔、私に診てもらった少年が、治っていて、感謝しているという話だった。

写真には幼かった少年の面影はなく、すでに青年に成長しつつある彼の姿があった。

懐かしく子どもの顔を思い出していた。ベッドの上で泣き続けていた子どもを思い出す。

時間はこうして過ぎていく。いいことも悪いことも呑み込むようだ。

最近ジャパンハートで働き始めた二十三歳の女性スタッフは、子どものころ、私を見たそうだ。多分小学生のころ。

その間に私が成しえたことは、いったい何だろうか？　頭を抱えざるを得ない。

二〇〇八・九・一六

風になって

数年前、ある僧侶の人が、死んでも自分は墓にはいないという趣旨の「千の風になって」という歌がはやっていることを嘆いていた。

日本では、宗教的には、やはり死んだ人は墓に入っていなくてはならないのだろう。墓の前で、お経を上げる意味が薄れてしまう。そこに遺骨があり、静かに眠っているのだから。

だから風になってあちらこちらにいることは、多くの僧侶の方にとって不自然に思えるのかもしれない。

六十余年前の戦死者の遺骨が海外ではまだ百万も眠っている。ほとんど誰も集めていない。僧侶の人たちで、中には、現地に行って、お経を上げてくれる人はいる。しかし、遺骨は帰らない。

毎年、お盆には僧の方たちは、家《うち》にやって来てお経を上げるにもかかわらず、現地には毎年入ってはくれない。ほとんど一度か二度で終わり。

本当は、こういう立場の人が、その遺骨を日本に持って帰るために先頭にたたねばならないのではあるまいか。日本の僧侶たちがすべての遺骨を帰国させることができれば、日本の仏教は蘇る。多くの若者が、参加することだろう。

しかし、それを何年もやっている僧たちを誰か知っている人はいるか？

どうせ、誰も連れて帰る気がないのならば、せめて風になって日本に帰ってきたほうがいいではないか。

ミャンマーには十万以上の遺骨が放置されている。日本政府は、相変わらず何もしてはくれないだろう。役人たちは、安全な場所で、変わらず、生活を謳歌していることだろう。

私の使命のひとつは、それを伝え、自らもそれを行うことなのだと最近気づいたのだ。

また、がんばろう

二〇〇八・九・二二

何か大きなスランプに陥った時、苦しいことにあったとき、どうしたらいいのか？ある心理学の本では、苦しくなったとき悲しくなったとき、人は、下を向いて暗い顔をして肩は落ち、口元はへの字になっているから、まず上を向き、明るく笑い、大きな声を出せばずいぶんといいのだと、書いてあったが。私には無理らしい。苦しいときに上を向いて笑ったりしたら、自分で自分がいやになるだろう。もう本当に、台風が早く過ぎないかなという感じで耐えているような気がする。ひとつだけ、このようなとき、抜け出す方法を身にはつけている。

それは、何もしないこと。

食べて、寝て、ボーとして。これを繰り返す。

食べたければ食べ、寝たければ寝る。なるべく多くの人に会わないようにする。

そうすると、仕方がないので、自分と向き合うことになる。

どのくらいかは、時期や対象にもよるが、まるで充電したように復活してくる。身体が、動きたくなる。そしたら運動する。人に会いたくなる。そしたら会いに行く。いい空気を吸いたくなる。そしたら森林浴に行く。

何かしたくなったら、自分からエネルギーが溢れている証拠だと思うことにしている。時を経ずして、復活してくる。

この環境になって、本当にいろいろな人たちと知り合いになったが、皆それぞれに苦しんでいるし、たいへんな人生を生きている。

有名人でも、お金があろうとも、地位があろうとも、楽な人生はない、と本当に思う。自分だけ楽な人生とは、虫がよすぎる。

二〇〇八・一〇・一

三百ドルで子どもが買われていく!

この国には悲しい現実がある。

きょう、私の団体の現地人スタッフと話をしていた。

彼女はいま、孤児たちを個人のお金で支援している。

国境の貧しい女の子たちは、タイにお金で買われていく。

一人一万バーツ（三百ドル）ほどだそうだ。

幼くして売られ、エイズになって捨てられる。

スタッフが会ったのは十七歳と十五歳の少女で幼いころ、タイに売られ、やがてエイズになり、ミャンマー側の橋のたもとに捨てられていたそうだ。

このようなことがないようにと、微力ながら、実力も顧みず、新たに挑戦することにした。

このような、売られていきそうな幼い少女たちを、学校に通わせる。

長年引き取り、できる限り、看護師のような、収入の糧となる職につけるよう、学校に通わせていく。家族にも支援を続けなければならないだろう。そうしなければ、また次の子どもが売られていく。

数十年前の日本の姿がそこにある。

この活動を通じて、数十年前の日本も癒していきたい。

二〇〇八・一一・一三

心痛く

今、サガインの活動地には、おそらく麻酔のアレルギーによって意識がいまだに回復しないままの、子どもがいて、毎日スタッフが対応している。

すりつぶした食事を作り、手足をリハビリさせ、できうる限り皆でがんばってくれている。

ある日、私はあまり行かない夜の病院へ行って、その子の部屋をのぞいてみた。蚊よけの蚊帳《かや》が張られ、その中で眠る子ども。その横のベンチの上で、母親は深い眠りについている。

その部屋から、声が聞こえてくる。その子の枕元に腰かけ、私たちのミャンマー人スタッフの男性が、お経を上げていた。

敬虔な仏教徒である彼らは、いつも心に仏教があり、苦しいとき、悲しいとき、何かを願うとき、必ずお経を上げている。

子どもの回復を祈り、彼は毎日、皆が仕事を終えた後、夜遅くに子どもの枕元でお経を上げてくれていた。

私は心が痛くなる。

もう少し、医者としての能力に長《た》け、いち早く子どもの異常を発見していたら、誰も苦しませはしなかったのにと、本当に思う。

枕元に子どもが元気だったころの笑っている写真がある。

ミャンマー人看護師

二〇〇八・一二・一三

ミャンマー人看護師を少しでも養成したいと考えている。

とにかく職がない人も多い中で、どこの国でもそうなのかもしれないが、女の人たちが本当によく働く。

今いる村の近くから、四名受け入れている。今後少しずつ学校に行かせ、とりあえずの彼女たちが生涯食べていける職は確保したい。

学校の費用、寮費、食事代、その他生活費すべてジャパンハートで負担する。

これから国境の村々から、孤児の女の子たちも来ることになった。一度に多くはできないが、六ヵ月に二名程度ずつ、受け入れて、自分の故郷へ返していきたい。

少しずつ、少しずつ、私がしたいことが叶っていく。

幸せを感じる。

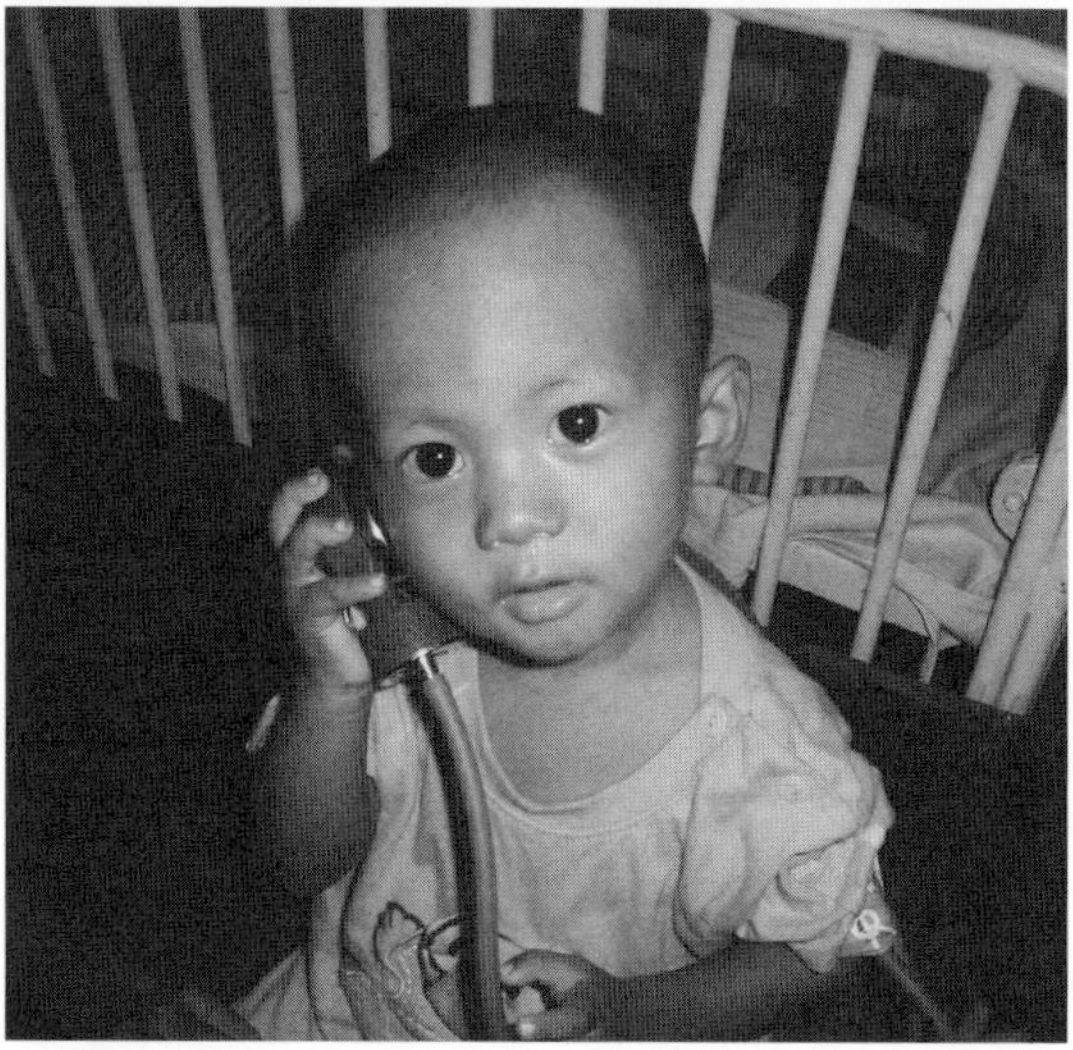

医療機器に興味しんしんの子

第八章　体温のある医療を求めて

（二〇〇八・一二～二〇〇九・三）

体温のある医療―1

二〇〇八・一二・一四

数日前、昔から知っている看護師が訪ねて来た。自分が面倒を見ている患者の女性について相談してきた。

その子は今、二十七歳、もう十七年ほど寝たきりになっている。子どものころから、痙攣《けいれん》が頻発し、十歳で寝たきりになってしまった。手足は強く曲がり、ちぢこまっている。

二十日前から熱が出て、いくつかの病院に行った。どこの病院に行っても、診察もされずに、遠くから若い医師たちが見て、手に負えないと思ったのだろう。大きな街の病院に行くように勧められる。

家族は、誰も麻痺《まひ》を治してほしいとは言っていないのに、ろくに話も聞きはしないから、そのような反応になってしまう。家族は高熱を下げてほしかった。責任を逃れたい医師たちは、患者を見ただけで、すぐに心が逃げる。診察をすれば、責任が発生することを分かっているのだ。

熱が出ておそらく、二十日目、四十度を越える高熱になって四日目に私の元にやって来た。しかし、今いる病院の関係者は、入院を拒否する。

生きるか死ぬか分からない患者の入院はいつも拒否される。死ねば病院の評判に響くと考えているらしい。

この病院の、表には淋しく看板が掲げられている。そこには、

「二十四時間、いつでも救急患者を受け入れています」

とミャンマー語で書かれている。

体温のある医療―2

二〇〇八・一二・一九

この患者は、あるお寺に預けられていた。そのお寺の中で、地元の看護師が一人で面倒を見ていた。

私の元に訪れたその看護師は、私にどのような薬を処方したらよいか聞くのだ。状態も状況もわからないが、かなり危ない状態が予想され、抗生剤を通常量の二倍、頭に菌が入っている髄膜炎を起こしていても、全身に菌が廻った敗血症を起こしていても対応できる薬を指定し、それを用意するように指示した。

この国では薬は薬局で自分で買うことが多い。

それから数時間後、私の仕事が一段落したころ、そのお寺に患者を診に行ったのだ。

呼吸は弱り、肺の雑音も激しく、ひどい肺炎を起こしていた。

全身に菌が廻っている、あるいは頭に菌が入っている、かは不明だった。

それから数日このままそこで、患者は治療されることになった。

少し熱が下がり気味だったが、三日目、近くの大きな町マンダレーに私が出かけているると、電話がかかってきた。原野看護師からだった。

「患者の女の子が、呼吸は一分に六十回もあり、とても浅く止まりかけています。今吸引機を病院から運び、吸引して痰を吸い出しました。少しよくなりましたが、まだ大分しんどそうです」

体温のある医療—3

二〇〇八・一二・二三

私の目線の先には、この子の生命力がどれほど残っているか？　この子を取り巻く人々の祈りがどれほどあるか？　それを支える私たちの力がどれほど残っているか？

それを見ている。それを感じている。この子はいまだに生死の境にいる。

一昨日、もう多分、死ぬかもしれないと泣いていた兄ときょう、病院まで続く道の途中ですれ違った。満面の笑顔で私に微笑んだ。自分とつながる命の価値や重さが分かる。統計や効率の中には、それはない。

その世界では、その笑顔の意味を知ることはできない。

私はどうも器用か不器用か、この生き方しかできない。

しかし、一つ言えることがある。

その笑顔の意味を知れるということは、笑顔を失った人とも多く出会いをしているということだ。

本当の喜びだけを知ることはできない。本当の喜びは、本当の悲しみと対になっている。高い尾根は深い谷があってこそ存在する。

二〇〇九・一・一

ミャンマーの人の死に方

先日の続き、そして最終。

きょう一月一日、約四十五日に及ぶ激しい病状との戦いの末、二十七歳の女の人は息を引き取った。苦しくなった時いつも耳元では、彼女のお姉さんがお経を読んで聞かせていた。夜眠るときも、お昼の時間も。

もう十五年近く、寝たきりの彼女はいつも横を向いている。でもほとんどのことはよく分かっていて、言葉は失っているが、意識ははっきりしている。いつも何を考えていたのだろうか？

彼女のお兄さん、三人のお姉さんたち。いつもいつも彼女を見守っていた。

彼女の心臓がすでに止まり、まだ体温が暖かいとき、私は家族に向かってこう言った。

「あと十分でこの子の心臓は止まります。そして死にます。お姉さんたち、どうぞ耳元でお経を彼女のために上げてあげてください。彼女の耳は聞こえているはずです」

最期の別れの時間をつくるために、あえて嘘をつくのです。

それから十分間、二人の姉たちの同じお経が何度も何度も、彼女の耳元で繰り返された。病院の中で、スタッフや家族の心の中でその音律が何度も木霊《こだま》する。周りにいる家族、医療スタッフはそのお経を聞き、静かに泣いている。

これがミャンマー人の死に方なのだと思った。

何年もこの土地でやってきてようやく最近そんなことがわかってきた。

仏とともにあり、仏とともに死す。私はその光景を静かに見守っていた。

感謝のしるし

二〇〇九・一・一二

先日亡くなった二十七歳の女性の家族から、死後三日目に食事に呼ばれた。私が数日後にヤンゴンに向かっていかなくてはならないために、早めに呼んでくれたのかもしれない。しかしいつもこのくらい早く食事の誘いはある。ミャンマー人はせっかちで、こんなときでもなぜか早く早くという感じがある。死に対してはとても淡白に感じるが、それも死というものが日常に溢れているからに他ならない。

昼ごろから約一時間のものだったが、家族みんなが集まり総勢十五人ほどで私たちの食事をお世話してくれた。

その間も悲しい雰囲気など微塵《みじん》もなく、その場はつねに笑いに溢れていた。どうせなら自分の死後もこのように家族にはいてほしいと思う。

暗いのはごめんだ。死んだ後まで家族を悲しませたくはないからだ。

食事の後に、彼女のお父さんが私たちに、ぜひ使ってもらいたいといって十万チャット（約一万円）を寄付してくれた。

治療を受けられない子どもたちのために使ってくださいといってくれた。

ありがたい話だ。

こんなお金でこの活動を満たしてみたい。できればミャンマー人たちのお金だけでまわれば理想的だ。近い将来、そんな日が来るような予感がする。

二〇〇九・一一・一九

語りたいこと

私にはきょうは語っておきたいことがある。

昨日放映*されたテレビ放送の中での一場面。私がミャンマーで活動し続ける理由について、太平洋戦争の時に迷惑をかけ、お詫びの気持ちでやっているという言葉が入っていたが、それは今の私の気持ちの正しい表現ではない。

私がなぜミャンマーでやっているのか。

それはミャンマー人に「感謝」しているからだ。決して罪滅ぼしのつもりではない。

戦争当時、多くの日本人が傷つき倒れた時、飢えて死にかけた時、名もなきミャンマー人たちは彼らを助け、癒してくれたのだ。

食料のなかった焼け野原の日本にお米を送ってくれたのだ。

アジアの他の国は、少しでも多く戦争の賠償額を日本から取ろうとしていて、進んで額を決めなかったのに、率先して額を決め、それを基準に他の国々が決めるようにしてくれたのだ。

いつも言うように、国と国にも恩がある。それを忘れてはいけない。

アメリカのようにさんざん痛い目にあわせてから、少しの飴をくれたのではないのだ。今、日本はそれを返す時期なのだと思う。
＊ＮＨＫ ＥＴＶ特集「ミャンマーに医療のかけ橋を」

二〇〇九・一・三一

形成外科

ジャパンハートがここで活動して初めて、専門の医者を呼び、手術を行った。今回は形成外科の専門医の先生にお願いした。

どうしても設備に限界があり、どの科も、どの専門医も呼べるわけではないが、形成外科や眼科は比較的呼びやすく、形成はその守備範囲も広いので、役に立つことが多い。

そこで今回は、静岡がんセンターの形成外科部長　中川先生にお願いして来てもらった。

先生が今回行った手術で、そのほとんどは私もできるが、一つだけ先生に来てもらわなければしていなかっただろうと思う手術があった。

先日放映されたテレビにも出た耳の血管腫の若い女性。

耳全体が異常血管で腫瘍状になり、簡単に出血し、血管からビュービュー出血し、かなり命の危険があった。おそらく近い将来出血を起こし、たいへんになっていたと思う。

ここでできるかどうか難しいところであったが、チャレンジしてもらい、うまく取ってもらえた。ありがたい。一人の命が助かった。

謙虚にそして献身的に参加してもらえるなら、これからもこういう人たちを受け入れていきたい、と思っている。それが現地のためならばなおさらだと思う。

もちろんあらゆる費用は自分持ちで来て頂いた。それが、ジャパンハート・スタイルとなっている。このルールは私が決め、関係者すべてが従っている。

二〇〇九・二・二

あなたの場所から見える景色は

先日、一日の業務を終えたミーティングの時、最近の雰囲気、生活の乱れなどがあるということで、看護師たちを中心に、なぜこの活動を始めたのか、なぜジャパンハートを選んだのかということを再確認しあっていた。

黙って聞いていて感じたのは、初年度の人たちは多かれ少なかれ、自分の技術力、知識の獲得、今までの憧れであった国際協力をやりたいためということが多かった。二年目以降の人たちは、動機は同じようなものであったが、今は、この組織のコンセプトに共鳴し、社会や周りの人たちのために働いているというようになっていた。

これは、おそらく一年以上の苦楽の成果だと思う。

自我の意識が自分を離れ、集団や社会に広がっているのだと思う。社会を癒そうとするものは、当然の帰着として社会に大切にされ、世の中の力が自分の力に加わる。自分のために動けば、自分ひとりだけの力で届く範囲でしか成長できない。

さんざん叱りまくってつき合ってきたけれど、知らない間に皆、成長している。ありがたいことだ。お金をかけても決して手に入れることができないものを手に入れる。

先日サイクロンの救援に奔走した安井医師のために、数時間もバスを乗り継ぎやってきた村人。その手には手作りの、象の人形を握り締め、たった一人やってきた。静かにその人形を置いていこうとして、スタッフに呼び止められ、安井医師に手渡したそうだ。子どものように泣きじゃくって、感謝を述べて帰って行ったそうだ。

こんな経験は、お金じゃ買えない。安井医師の心は彼のみぞ知るだが、今は自分のためだけにやるという選択肢はないのではないか？

技術や知識は日本でもつく。彼も家族をはじめ、いろいろな人に反対をされながら活動を続けたと思うが、その延長線に、この体験があった。結局、本気で自分の人生と向かい合い、かけた情熱の代償をただ受け取っただけかもしれない。

今いる多くの人に真剣に聞いてみたい。

「あなたの場所から見える景色は、どれくらい美しい？」

二〇〇九・二・二

僻地医療について

看護師を中心に国内僻地・離島の六ヵ所に派遣を行っている。本年度からは、さらに少し増やす予定にしている。

この活動に関しては、非常に協力的な病院と、そうではない病院がある。

それぞれに看護師も学びが多いようだが、その場所の賛同の具合で大きなむらがあるのも事実である。

ジャパンハートが派遣する看護師たちは単なる労働力ではない。こちらもエネルギーを割いて、人を派遣している。だから大切にしてもらいたいと思っている。ある僻地の医師は、いつも彼女たちの成長のために考え動いてくれている。だからそこへ行った人は皆、次年度もそこを希望する。一方、施設に問題が多い場合、翌年派遣を断る看護師もいる。

ここから行く看護師たちは本当に、役に立ちたいと思っているのだ。将来は、僻地で働きたいと思っている者もいる。その人たちが、問題の多い施設でいやになって、看護師それ自体を辞めてしまったら？　それを社会の損失という。

何と言われようが、十年単位で、社会のメリットが一番大きいように決断し、動く。そう決意している。

二〇〇九・二・三

流れを読む

今の状況を把握し、どう動くのかということを自分なりに分析してみた。

私はいつも天の声、人の声をしきりに聞こうと考えているが、これはじつは難しく、後になっていつもそうだったのか、そういう意味だったのかと残念がっている。だから別に特別な能力があるわけでもなく、ごく普通に挫折しながら生きている。

しかしながら、一つ参考にしている感覚がある。たとえば、賭け事で負けるときの感覚、負けこむときの感覚だ。一つ失敗をし、取り戻そうとして再び失敗、伸《の》るか反《そ》るかで最後にやっぱり失敗。この感覚、体験は、誰でも知っている。次は次はでは傷がどんどん大きくなるという知恵だ。こういうとき私は早めに三つの行動のうち、どれかを選択する。

一、いったん、やめる。二、方向を変える。三、本当にやめてしまう。

その判断は、三点を見極めるという一言に集約できる。多くの人は一点のみですべてを判断するので、いつやめるか、進むのか、などまったく勘や感情に流されてしまう。

私は一点で判断しない。二点を刻めば、方向が見える。三点刻めば、流れが見える。流れを見極めて、すべてを判断している。たとえば、

一、朝起きて、歯ブラシを落とした。二、病院に行き、入り口でこけかけた。三、患者が、少し微熱がある。

私は、この患者は手術をするかどうか悩まず、すぐに中止にする。そういう流れ感覚のことだ。

医者になったこと―1

二〇〇九・二・七

昔のことを思い出したので、年寄りくさいが、少し書いてみる。

高校時代の私は、まったく勉強しなかった。友だちや女の子と遊ぶのが生きがいだった。

お陰様で、完全に浪人した。さらに言うと、卒業すら危ぶまれた。遅刻はいくらしても欠席記録にはならないことを知っていて、高校三年のころは毎日のように昼ころから学校に通っていた。

高校三年の進路指導の時、教師はてっきり私は就職すると思っていたらしく、進学の資料を用意せず、翌週、再び面談になった。大学へ行きます、と意気込む私に、これだけ受けて一つ受かるかどうか、とすべて女子の短大の名前を書いた資料を並べていた（当時、女子の短大で男子をわずかに募集していた学校があった）。めでたく浪人。

予備校に入るのに、五回も試験を受け、ようやく新学期ギリギリに受かった。友人たちから、私は特別に「一回目から五回目までの合計得点で合格させてくれたのだ」と、笑えない冗談を言われた。

一浪目でも生活は変わらなかった。相変わらず遊んでいた。そして合間に適当に勉強した。結果は、明らかだった。しかし、この底辺の時期に私は自分が医者になるという光をつかんだ。そして、決心した。

大海を知らない蛙のごとく、その無謀さに気づかなかったが、今考えるとそれこそが、神の加護だったとイスラム教徒なら言うかもしれない。偏差値はすべての科目で、三十台であらゆる受験生を元気づける存在だった。

なぜ、医者になると思ったのか？　突然思い出した気がした。それが自分の使命のような気がした。気のせいだと何度も振り払ったが、頭から離れなかったのだ。

私は文系で、医学部に進む選択肢はほとんどないのは分かっていたが、それが私の進むべき道に見えた。損得感情など微塵もなかった。

ただ、医者になり、誰でもが一度は思うように、不幸な境遇の人たちのために何かしたかった。そういう衝動が自分の中に沸き起こったのだ。

二〇〇九・二・一九

医者になったこと―2

一年目の浪人時代、医学部を目指したいと宣言した時、多くの友人が反対した。大きなお世話だが、ある友人は私に「国立の医学部というのは東大とか京大へ行く人が医者になるといって行くところで、君みたいな成績のものが行くところでない。ましてや、君は理系ではなく文系ではないか」とていねいに嫌味と忠告をくれた。

あの時、私は彼らの言うことを、もっともだと思って聞いていた。私を含む誰もが無理だと思っていた。

しかし、私には一つだけ心に引っかかったことがあった。誰もが私の無謀さを、そして可能性を疑うのは理解できる。しかし、なぜ、私自身が自分の可能性を信じられないのか。この十代の終わりに、私は私の可能性を信じられなかったり、疑ったりしたら、これから先の長い人生、どれほど絶望を感じながら生き続けなければならないのだろうか？

私は、私の可能性を信じてあげなければ、自分が浮かばれなかった。

二年目の浪人生活が始まった。一年目まで文系のクラスにいたのに、国語・数学・英語すべて、偏差値は三十台だった。しかも今年は初めて勉強する理科まで加わって、本当に泥沼にはまり込んだ心境だった。成績は低空を飛び続け、十月の終わりまで、希望は持てない状況が続いた。このまま私はどうなって行くのか、と不安から夜も眠れない日がたびたびだった。

その眠れない夜はいつも天に語りかけた。そして、私は神仏と取引きをした。どうか私を医者にしてほしい。私は生涯、恵まれない人のために働くからと。信心する心の薄い私にはもちろん神仏は何も答えてはくれない。せめてもと、毎日仏壇の水を代えた。神仏は下賤な取引きなどしないのだ。今なら分かる。若いころの苦い思い出だ。十一月ころから、不思議なことに成績が急上昇し始めた。なぜかしら十二月ころには、偏差値で六十はゆうに超えていた。医学部が射程圏内に入ったのだ。私は高校時代から一度も満点に縁のない男だった。それがこの年の本番の共通一次（現在のセンター試験）で満点を取った。そして二次試験。

当時、国立大学はすべて同じ日に一度だけ試験を行った。だから、受験生たちは皆、一発勝負だった。たった一校しか受験できなかったのだ。決して出来はよくなかったが、合格していた。

情けないオトコに神仏が情けをかけてくれたのだ。ただ感謝した。特定の神仏の信仰など私にはなかったが、あらゆる存在に感謝した。

だから、今もその下賤な取引きの約束を果たしている。

若気のいたりで、時々後悔している。

治療のゴールの目安

二〇〇九・二・二一

手術のミッションの最終日の夜十一時ごろ、私は真っ暗になった病院を後にしようと、病院の出口にさしかかった。

その時、二人の人影が私の前に現れた。一人は顔がやけどで溶け、胸と顔が引っついてしまっていた十八歳の女性。一年以上にわたって手術を繰り返し、もう一息で正常に近い状態に戻るところまで来ている。

もう一人は生まれつき右腕が巨大な脂肪増殖で、肩の部分から逆の腕の三倍以上に大きく太くなり、三本の指は二十倍以上に巨大化してしまっていた十六歳の少女。三度も手術を繰り返し、ようやくシャツに腕が通るようになった。巨大化した指は、切断しもう隠すこともなくなった。この二人が私の元に跪《ひざまず》き、何度も拝み始めた。

ミャンマーでは心からの感謝を示すときにとる姿勢である。最初のころは、私も何となく違和感を感じたが今は慣れてしまった。感謝など無用の私であるが、彼らの今の心の状態を知るにはいい機会だと思っている。まったく神が創ったようにはいかないまでも、少しは普通に近づいて、それを彼らがどの程度満足しているかを知りたい。

それで彼らが隠れたり、卑屈になったりして生きていかなくてもよくなれば、それがひとつの治療のゴールの目安になる。

患者の本心を知る。患者本人も知らない心の声を聞く。医者の欲求でもう少し完成させたいが、二人ともこのあたりで結構ですと言っていた。

吉岡―大村―安井―神白と四代一年半の間、医者が順番に治療をつなぎ、ようやくそこまで来た。ここに短期的関わりではできない医療を実現している。

二〇〇九・二・二二

三十年後の私が思う

最近よく、三十年後の私はどう感じているかを考える。

当然、想像しているので実際とは違ってくるし、第一、生きている保証はないことは百も承知。

私にとって三十年後とはいったいどういう時間かというと、今、四十四歳の私は七十四歳になる。男の平均寿命から考えると、かなり動けなくなっているかもしれない。医者はとうに引退している。少なくとも技術的には。この近い将来に死を意識した時の私の感じ方はかなり重要だと思う。

おそらく私は後悔している。どう口で後悔などない、いい人生だったと言っても、心の中では、他に何かいい人生を失ったのではないかという釈然としない感覚を持っているると思う。しかしまあ、ふたつの人生は歩めないので仕方ない。どんなに立派に、どんなに挑戦に満ちた人生であっても、生に対して未練は残る。私にあと十年あればと考えるだろう。

しかし、逆説的に、どんな人生を生きても、後悔するくらいならといつも心の声を発する。思いどおりに生きよう。さまざまなことにチャレンジしよう。できる限り恐れずに前に進もう。コンプレックスなど些細なことといつも考えよう。できる限り幸せをふりまこう。

さまざまな理由で、可能性を諦めていく。さまざまな理由で、毎日流されていく。こんな人生など私には拷問で、牢屋に入れられた状態といったい何が違うと言うのか？　とさえ思う。

あなた方は無期懲役の罪で、すでに牢屋の中にいるのだ。

愚かなことに、宣告したのは自分自身で、しかもそこがよい世界だと勝手に思い込んでいる。

三十年後に分かる。覚悟しておいたほうがいいかもしれない。三十年後の自分が、泣いている。今、泣いている。こんな人生など、私の人生ではないと叫んでいる。私はもっと可能性のある生き方ができたのにと地団駄を踏んでいる。未来の自分が生き方の修正を皆に迫っているのだ。今、すぐに。

二〇〇九・二・二五

「面倒がらない」が失敗を防ぐ

最近になってというべきか、医師を二十年近くやってきて、ようやく気づいた、あるいは言葉にできた。

医療をするために最も大切なことのひとつは〝面倒がらないこと〟だと思う。人間だから、疲れてきたり、患者やその家族からぐちゃぐちゃ言われたりしたらついつい面倒くさくなってしまう。思うような医療や管理をしているところへ、言うことを聞かないとか、すぐにトラブルを起こす人が入院でもしてくると、本当に嫌になる、のも分かる。

もう長いこと医師をしているので、医療従事者の本音が手に取るようにわかる。これはうまいことを言っているが、面倒がっているなとか、すでにうんざり来ているなとか、さまざまの状況が本当によく分かる。

いつも自分の思い通りにやろうとすると、必ず面倒になり、皆がすこしずつ面倒がって、やがて大きな失敗をしでかす。だいたい、患者は他人なのだから、自分の思い通りになどならない。当たり前だ。

この当たり前の前提が間違っているから、面倒になる。皆が、少し面倒な心を抑えて少しずつまじめにやれば、失敗はある程度防げるはず。面倒でも、患者の話を聞く。面倒でも、何度も患者のもとへ足を運ぶ。面倒でも、何度も体温を測る。

忙しいといって、自分を守っていたらいつまでたってもミスは減らない。

これは、医療だけに留まらない。医療に関わる人は医療が生活の大半を占めるのだから、いい医療をしたければ、生活をよくしなければならないのが道理。

面倒でも、部屋を掃除する。面倒でも、食事を作る。面倒でも、服をたたむ。面倒がらずに自分の生活がしっかりできていなければいけない。

他人の生活は、自分の生活の延長線上にある。

日々のいい加減な生活が、いい加減な医療の元凶である。

二〇〇九・二・二七

学生と国際協力

私が、多分、初めて海外に行く直前の一九九五年ごろ、研修医時代をともにすごしたある医師から次のように言われたのをはっきり覚えている。

「私は学生時代から今まで多くの人たちが将来、途上国で医療協力をしたいと言っていたのを聞いてきた。しかし、初めてそれを実行する医師を見た」

当時は大学卒業時、九七パーセントの学生が大学の医局へ所属するという、今では考えられないような時代だった。研修システム自体が、変わる前の話だ。だから、何がしかの目的を持たないと、市中の病院へいきなり就職するということはなかった。

先ほどの友人の医師はアメリカへ行ってしまった。

今でも多くの学生たちが私の元へ、かつての私のように将来、途上国でやりたいと言って訪れる。今は医局制度も弱体化して、やりやすくなったかもしれないが、それでも多くの人たちは学生時代のよい思い出としてこの経験を、墓まで持って行くことだろう。

まだましな人たちは、数ヵ月はやるかもしれない。中にはかなり少ないが一年や二年はやる人もいるかもしれない。

私の経験でいえば、十年目を過ぎて、さまざまなことが理解できてきた。本当の仲間も持つことができた。信頼できる現地の人々に出会うことができた。本当に尊敬すべき現地人とも働けるようになった。

みんな私の心の中をのぞいたら、びっくりすると思う。知りたければ経験してみるしかない。

十年以上、やってみる勇気のある人がいるかどうかは知らないが。

あるミャンマーの友人が私に昔、こんな話をしてくれたことがある。ミャンマーのことわざの由来、そのことわざは忘れたが。

「かつてどこかの国の大軍に囲まれた数少なくなったビルマの軍は、イラワジ川を越え向こう岸で大軍と最後の一戦を交えることにした。ビルマ軍の大将はあろうことか、自分たちが乗ってきた船を根こそぎ沈めてしまった。退路を断ったのだ。死ぬか進むかどちらかという状況を自ら作り出した。そして、大軍を奇跡的に打ち負かし、撤退させた」背水の陣をしいたという話だ。

私と同じ境遇を得たければ背水の陣をしいてもらおう。あらゆる困難は、敵の大軍みたいなものだ。勝つか負けるかそれは分からない。今だって分からない。やります、やりますと言ってやらなかった人。はじめから諦めて何もしない人。どっちがましか分からないな。

守・破・離

二〇〇九・三・二

ジャパンハートのもうひとつの活動地カンボジアに、今、二名の看護師と一名の医師が入っている。そこで、今後の大まかな方針、現地の状況も自ら確認するために、カンボジアに来ている。

看護師独自の活動を、自ら調整・構成できるか、これからの一年にかかっている。ジャパンハートの研修を終了した、あるいはその途上で、自分たちが必要と思う場所で、必要と思われることを実現してゆく過程である。

他人の考えたこと、他人のやってきたこと、それをなぞっているうちは、まだまだ最初の段階。すなわち「守」。

たとえば、私の世界観から出て行こうともがいている段階にさしかかってこそ、すなわち「破」。こののち自分のオリジナリティーの世界を持ててこそ、すなわち「離」。「破」にいたらなければ、この世界に対して自らの存在価値がなかったとも言える。

忙しく動く

二〇〇九・三・一四

今年から数年間は大きな動きをする感覚にとらわれている。日本も世界も大きく変わるその余震を感じているだけかもしれないが。

日本の「ジャパンハート」を、世界の「JAPAN HEART」にするために少し頑張ってみたいと思う。

日本にいて今、道に迷って、何をする気もわかず、ただ毎日をやり過ごすだけの人たちへ、飛び立つ力を与えてみたい。というより、背中から無理やり押すだけだが。

私の力は、今や私の力ではなく、私の元に集まっている多くのスタッフの力の総和になっている。

自分の考えを持つためには

二〇〇九・三・二三

自分の考えを持っていないとか、人の意見に流される、周りを見てしか動けない、など日本人の特性、性格的な傾向のようによく言われる。

海外にいて、日本人と接してみて、なおさらそのように感じることが多い。

人に流される人には、傾向というものがある。自分の考えを持っていない人にはある特徴がある。人前で話すときに声が小さいのだ。何を言っているのか聞こえない。

一方、アメリカ人はその逆で、たとえ恐ろしくレベルが低くても大きな声で自己主張してくる。小さい頃から自分の考えを持つことが美徳と教えられてきた人たちは、一様にしっかり言葉で自己主張するために、声が大きくなっている。

私は日本人が自分のしっかりした考えや、意見を持つために必要なことは、ただいつも大きな声でしゃべればよいと思っている。とくに自分の意見や考えを含む会話の中ではことさら大きな声を発するようにする。つねに心で大きな声、大きな声と繰り返し、気をつけていればよい。

気がつけば、自分の考えや意見をしっかり持っている自分に出会える。

いつも一つの言葉に力を込めて言葉を発する。やがて自分を取り巻く、さまざまなことが変化していくと思う。

二〇〇九・三・三〇

子どもの手術のこと

ネットにまったくつながらず、ブログの更新もままならない、そんな国で。

四月の活動休止、例年の一週間ほどの小休止に向け、現在手術を制限してきている。最近は大きな手術は五月に皆押し込んで、子どものヘルニア、大人のヘルニア、あるいは簡単な形成の手術などを手がけている。

私は長年このような不遇な環境で手術を行っているせいで、手術が早い。早くしなければいけない事情は今の私たちには大いにあるので、そうなった。

子どもの手術は日本にいるときは必ず全身麻酔で、大人のヘルニアなども脊椎麻酔でやるのが普通だった。

が、今、私は共に局所麻酔のみでやっている。子どもは局所麻酔を打つ間だけ、少し眠らせて、手術中は五歳の子どもでも話しながら手術している。

少し痛がるときは、気のせいだとうそぶいて子どもに言っている。

きょうは五歳の子どもに手術中に、「もっとゆっくりしてくれないとひっぱって少し痛い感じがする」と言われた。

日本の医者たちが聞いたらびっくりするかもしれない。ヘルニアの手術ならばだいたい十分で終わる。短い麻酔、弱い麻酔が、ここでは何より患者の命を守る。

本当に、たくさんの命が失われていく経験を味わった者のみが、その意味を知る。

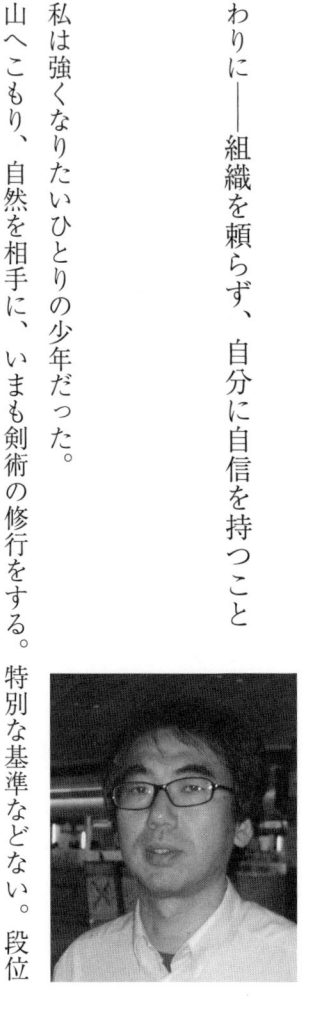

おわりに――組織を頼らず、自分に自信を持つこと

私は強くなりたいひとりの少年だった。

山へこもり、自然を相手に、いまも剣術の修行をする。特別な基準などない。段位も流派もない。私にあるのは、強いかどうかの基準だけなのだ。

私は相手より強いか弱いかを知るために果し合いをするしか方法を知らない。その目と心で、私は人を見ている。

だから、組織を誇ったり、段位を誇ったりすることは、私の前では意味をなさない。私は皆に問う。それで、あなたは私より強いのかそうでないのか、と。

これからの世界は、強い自立した個人を求めている。その流れはどんどん加速している。それであなたは何ができるのだ、と聞いてくるだろう。どれほどの技能を持っているのだ、と聞いてくるだろう。

世界は、特別な能力を持ったあなたを求めている。その能力を持つためには、組織や権威に頼ってはいけない。自分自身を頼りにし、信頼するのだ。そこから、あなたにしかない価値は生まれる。

社会は大きく変動し、国家も会社も何もかも信頼できないと、私たち日本人はもう気づいているのではないか？　だったら自分を信頼するのだ。そして信頼できる自分が選んだ仲間や友人を信頼するのだ。

まずは信頼するに足る自分を創る。そこからすべては始まる。人生は長くはない。自分を信頼し、自分の人生を、自分で決定し、生きていく。人生の極意とはそのことだ。このあり方は、武道の型のようなものだ。

日々、黙々と繰り返し、やがて訪れる劇的な実戦を通じて、初めてある境地に達する。その時、本当のあなたが現れる。

最後に、今回の出版に多大なるご協力をいただきました博報堂佐久浩子様、『ラティス』編集長七沢英文様、冨山房インターナショナル酒井陽子様、そして最後まで温かく見守っていただきました同代表取締役社長坂本喜杏様に、心よりお礼を申し上げます。

ジャパンハート――医療の届かないところに医療を届ける

国際医療ボランティア団体ジャパンハート（Japan Heart）は、二〇〇四年に設立し、二〇〇八年十一月には、ＮＰＯ（特定非営利活動法人）の認定を受けました。

「医療の届かないところに医療を届ける」を活動理念に、アジアの途上国では医療支援活動を、日本国内では離島・僻地への看護師派遣（RIKAjob）、小児がんと闘う子どもとその家族の医療者による外出サポートを行っています。

ジャパンハートは、「日本の中心」から出てくる「日本の、日本人のこころ」を意味しています。ハート（Heart）すなわちそれは、「心臓」であり、「日本人のこころ」をのせたものであるということです。

今、国際協力の世界の主流の考え方は、「強者が弱者を救う」という価値観です。しかし、この考え方は日本の文化の大切な部分ではありません。日本の文化の指針は、「相手と合する」という生き方です。自己の立場が、強くとも弱くとも、富めようが貧しかろうが、相手の立場に自らを合わせていき、その状況を理解共有するというのが、日本の美徳なのです。この考えをベースに、ジャパンハートの活動があります。

ジャパンハートの活動は、皆さまからのご寄付、医療活動へのご参加により成り立っています。もし、私たちの活動に共感いただけましたら、ご支援をいただけますようお願い申し上げます。

また、医療者、非医療者、学生向けの国際医療ボランティアツアー・短期ボランティアのお申し込みを受け付けています。詳しくは、ジャパンハートのホームページをご覧ください。

〈ご寄付の受け付け〉

●「ゆうちょ銀行」からお振込の場合

銀行名：ゆうちょ銀行　口座名義：特定非営利活動法人ジャパンハート

口座番号：00910-3-166806

●ゆうちょ銀行以外の金融機関からお振込の場合

銀行名：ゆうちょ銀行　預金種目：当座　金融機関コード：9900

支店名：〇九九店（ゼロキュウキュウ）　支店番号：099　口座番号：0166806

※特定非営利活動法人ジャパンハートは「認定NPO法人」として認定されているため、ご寄付は税制優遇措置の対象になります。

〈問い合わせ先〉

ジャパンハート　東京事務局（九時～一七時／土日祝日を除く）

〒一一〇―〇〇一六

東京都台東区台東一―三三―六　セントオフィス秋葉原10階

電話：〇三―六二四〇―一五六四　FAX：〇三―五八一八―一六一〇

Eメール：info@japanheart.org　ホームページ：https://www.japanheart.org/

本書は、二〇〇五年八月よりスタートさせたブログを加筆・編集したものです。

吉岡 秀人（よしおか・ひでと）
特定非営利活動法人ジャパンハート 最高顧問／創設者／小児外科医
1965年大阪生まれ。大分大学医学部卒業。1995年、単身ミャンマーへ渡り医療支援活動を開始。2004年に国際医療ボランティア団体「ジャパンハート」を設立。海外では医療活動の他、現地医療者の育成、養育施設の運営、大規模災害時における国際緊急救援などを行う。国内では、離島・僻地への医療人材支援、小児がんの子どもと家族の旅行に医療者が付き添うプロジェクトなどを行う。主な著書に『命を燃やせ』（講談社）、『飛べない鳥たちへ』（風媒社）、『救う力』（廣済堂出版）、『ONE SKY』（JUNJI NAITO PHOTOGRAPHS）。
https://japanheart.exblog.jp 「発展途上国の子供を救え！小児外科医吉岡秀人の戦い」
https://note.com/japanheart 「吉岡秀人／ジャパンハート最高顧問 note」

死《し》にゆく子《こ》どもを救《すく》え

2009年7月11日 第1刷発行
2020年8月7日 第5刷発行

著　者　吉岡秀人
発行者　坂本喜杏
発行所　株式会社冨山房インターナショナル
〒101-0051
東京都千代田区神田神保町 1-3
TEL 03(3291)2578
FAX 03(3219)4866
http://www.fuzambo-intl.com
印刷所　株式会社冨山房インターナショナル
製本所　加藤製本株式会社

ISBN978-4-902385-74-8